La vie n'est pas

La vie n'est pas une tartine de merde

Voyage au fond de soi

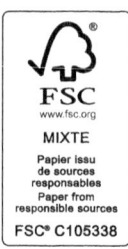

© 2018 Rémy Enemèce

Edition: BoD – Books on Demand
12/14 rond-point des Champs-Élysées
75008 Paris
Imprimé par BoD – Books on Demand, Norderstedt
ISBN: 9782322164387
Dépôt légal : **novembre 2018**

Parce que notre vie n'a rien d'un conte de fée.

Parce qu'entre nous tout n'est pas toujours merveilleux.

Parce que nous sommes unis malgré nos différences.

Parce que nous traversons les épreuves côte à côte.

Parce qu'il nous reste encore trente sept ans.

Parce que rien d'autre ne compte.

Une histoire pas vraiment extraordinaire

Pourquoi suis-je donc déprimé ?

Voilà une question que je me suis posé un bon million de fois.

Peut-être que vous vous l'êtes posé également. Savoir comment on en est arrivé à cet état est une interrogation qui ronge.

Pourtant, à priori, rien ne nous prédestinait aux troubles psychologiques. On avait l'air « normal ».

Et puis petit à petit, tout a fini par devenir de plus en plus difficile. Les envies ont peu à peu disparu. L'inquiétude quasi permanente s'est enracinée. Les insomnies s'en sont mêlées, ajoutant l'épuisement au mal-être.

Mais pourquoi donc est-on dans cet état ?

Sensation de faiblesse, envie de disparaître parfois. Obsession, quand avant de s'endormir ou lors d'un réveil nocturne, les ruminations se mettent en route. Quand les soucis envahissent totalement notre esprit au point de ne plus pouvoir penser à autre chose.

C'est un quotidien qui peut sembler bien étrange à ceux dont l'esprit n'est pas en permanence tourmenté.

Pour un anxieux ou un dépressif, cela paraît évident. C'est juste la vie telle qu'il la connaît.

Sensation de vide intérieur, d'impuissance, d'inutilité. On essaie de lutter, de faire bonne figure. Mais quand la surcharge émotionnelle se présente, parfois ça lâche.

L'envie de pleurer prend le dessus. Un mélange de tristesse, d'agacement et une perte totale de contrôle. Impossible de lutter. Notre cerveau va exploser.

Alors on s'en veut. On crée de nouvelles ruminations. On en rajoute encore une couche. On descend encore un peu vers le fond du trou, mais sans jamais l'atteindre. Comme s'il n'y avait pas de fond et que nous étions condamnés à descendre encore et encore.

Mais pourquoi donc suis-je aussi mal ?

Plaisir, désir, amusement, joie, ces émotions ont totalement disparu. Même les choses qui nous intéressent ont une saveur fade. L'intérêt disparaît aussi soudainement qu'il est apparu.

On se sent absent. Physiquement, on est là, mais en fait nous sommes ailleurs. Notre esprit semble dissocié. Parfois, il est obsédé par les soucis, totalement noyé. Et parfois, il est juste ailleurs, on ne sait pas trop où. Perdu quelque part, comme s'il se baladait dans une autre dimension ou une autre vie.

Les autres sont loin même quand ils sont à côté. On ne cesse pourtant pas de penser à eux, nos proches qui souffrent sûrement de notre état. On leur fait du mal, on le sait. C'est l'inverse que l'on voudrait, mais ils souffrent, à cause de nous.

Rencontrer du monde est encore pire. Pas envie, rien ne nous permet de vider notre esprit de nos pensées douloureuses.

Ce qui devrait être un moment de joie et de partage devient une source de tourments.

Est-ce qu'ils voient que je suis mal ?

Que vont-ils penser ?

Ils vont me trouver bizarre. Penser que je ne leur porte aucun intérêt. Peut-être même, imaginer que je me moque d'eux.

Je dois donner le change. Avoir l'air de m'amuser, d'être bien. Faire comme si je passais un bon moment, donner l'impression que je suis là, avec eux.

Mais c'est faux. En réalité, on est ailleurs. Et l'on s'en veut de ne pas arriver à profiter de cet instant qui devrait être un moment heureux.

Impossible de se sentir bien. Même pas un court instant. Les soucis tournent encore et encore dans notre cerveau. Impossible de penser à autre chose. Impossible de penser à être heureux. Tourmenté en permanence par nos idées noires.

Si seulement je pouvais vivre normalement ?

Sortir de cet état, retrouver un peu de bien-être. Simplement vivre, avec les autres, heureux, ressentir la joie. Arrêter d'être obnubilé par les problèmes. Retrouver de l'énergie, ne plus avoir l'impression d'être une larve.

Mais ça semble impossible. S'enfermer dans un cocon est beaucoup plus simple. Si j'étais seul, je m'enfermerais pour ne plus voir personne. C'est peut-être d'ailleurs ce qui se passe pour vous.

Moi j'ai de la chance. Je ne suis pas seul et m'enfermer m'est donc impossible, ça me permet de garder la tête hors de l'eau. Les obligations ont parfois du bon.

Quand je me renferme trop, que je m'éloigne trop dans la noirceur de mes pensées, avoir des proches dont il faut s'occuper est une aide précieuse.

Cela peut paraître égoïste, mais me sentir obligé de m'occuper de ma famille m'aide à revenir. Même si je le ressens parfois comme une contrainte alors que cela devrait être un plaisir.

C'est à double tranchant.

La contrainte me permet de garder un espace de vie. Si je ne me sentais pas obligé de m'occuper de mes proches, je me serais sans doute enterré plus profond.

D'un autre côté, cette idée de ressentir de la contrainte au lieu du plaisir me dégoûte. Je me dégoûte d'avoir ce type de pensée. Ne faut-il pas être abject pour s'occuper des autres « par obligation » ?

Le pire, c'est que cela concerne la vie quotidienne. Parce que dans mes ruminations perpétuelles, l'inquiétude pour leur avenir est primordiale. J'ai tellement envie qu'ils soient heureux, qu'ils profitent de la vie. Mais la plupart des activités quotidiennes avec eux sont difficiles. Je dois me forcer pour y participer. Ce serait tellement plus facile de m'enfermer, de ne plus sortir, de ne plus rien faire.

Heureusement qu'elles sont là. Heureusement qu'elles comptent tellement que je me force pour elles à rester présent, elles m'empêchent sans même le savoir de tomber encore plus bas. Sans elles, je ne ferais sans doute aucun effort.

J'imagine la difficulté de ceux qui sont seuls et qui n'ont personne à qui s'accrocher. Ne pas sombrer doit être pour eux une lutte encore plus acharnée. Chapeau.

C'est aussi grâce à elles que j'ai pris conscience de mon état. Si j'ai décidé de m'en sortir, d'en parler, de consulter, c'est grâce à elle (non ce n'est pas une faute, le « elle » est bien au singulier cette fois).

Un évènement m'a également poussé à voir la vérité en face et à prendre le problème en main.

C'est arrivé un lundi après-midi. Seul au travail. Une sensation de malaise, une boule à l'estomac, un étourdissement, l'impression que je vais m'évanouir. Et puis une sensation bizarre dans le visage et le bras, du côté droit. Une sorte de fourmillement, une perte de force.

Je ne me sens vraiment pas bien, mais je résiste, peu à peu je reprends le dessus, je finis ma journée.

Le soir, arrivé à la maison je suis toujours mal. Ma compagne insiste pour qu'on aille voir un médecin, fait plutôt rare, j'accepte.

En route pour la maison médicale. Il est 19 h 30, pour avoir un docteur à cette heure, deux moyens seulement existent, les urgences de l'hôpital ou ce service de garde situé juste à côté.

Pendant le trajet, je suis toujours aussi mal. J'ai des douleurs qui apparaissent dans la nuque.

Dans la salle d'attente, j'ai l'impression d'être absent, mon esprit est perdu je ne sais où. Puis vient l'auscultation, je raconte mes symptômes, le médecin me pose des questions, il me fait faire quelques tests. Après une quinzaine de minutes, le docteur décide qu'il nous accompagne aux urgences.

À nouveau, une auscultation, des tests puis un scanner et le diagnostic tombe : suspicion d'accident vasculaire cérébral léger. Il faut d'autres examens pour confirmer, mais l'urgentiste est plutôt convaincu.

Elle décide donc de m'hospitaliser aux urgences, pour effectuer différents contrôles, et me garder en observation, au cas où. Le risque avec un petit AVC, c'est d'en faire un beaucoup plus important après. Pas question pour l'urgentiste de prendre le risque.

Après deux jours à l'hôpital et une IRM cérébrale, le neurologue qui m'a pris en charge m'indique qu'en fait il n'y a pas eu d'accident vasculaire. Elle est sûre d'elle, car avec l'IRM on peut distinguer un caillot aussi petit qu'une tête d'épingle. Dans mon cas, rien n'a été décelé. Il ne s'agissait donc pas d'un AVC.

Mais alors que m'est-il arrivé ?

Pour le spécialiste c'est tout simplement un excès de stress, couplé avec une migraine avec aura. Il me conseille d'essayer de me détendre et signe mon bon de sortie.

C'est à la fois un soulagement et un déclic. Je dois vraiment faire quelque chose pour me libérer de ces ruminations, de cette anxiété. Jusqu'à ce moment, je n'avais jamais parlé de ce que je ressentais ou de mon état psychologique.

Sortir de cet état. Revivre, me sentir à nouveau heureux, retrouver l'envie de faire des choses, de profiter des bons moments, voilà ce que je veux.

Après en avoir discuté avec mon médecin traitant et grâce à l'insistance de ma compagne, je finis par me décider à prendre rendez-vous chez un psy.

Anxiété généralisée, dépression sévère, c'est le diagnostic du psychiatre que j'ai consulté. Il faut l'accepter. Pas facile, mais c'est une première étape indispensable. Accepter que quelque chose n'aille pas, accepter que l'on se sente mal. Pour le docteur, ça dure depuis longtemps.

Les premiers rendez-vous sont bizarres. Je suis là, assis en face de cet homme. J'essaie de faire un effort pour m'ouvrir. J'essaie de raconter ce que je vis. Lui parle très peu, je ne suis même pas sûr qu'il m'écoute.

En fait, il me semble que j'aurais une oreille plus attentive si je parlais à mon chien.

L'intérêt, par rapport à mon beagle, c'est que le psy peut faire une ordonnance. Anxiolytique et antidépresseur pendant au moins six mois et à la semaine prochaine. C'est parti pour la psychothérapie.

Les rendez-vous s'enchaînent. Je n'ai pas vraiment l'impression que cela me serve à grand-chose.

Les médicaments me réussissent plus ou moins. L'avantage, c'est qu'ils me permettent de dormir. Mais ils me mettent la tête en vrac. Ils provoquent des somnolences, des maux d'estomac et toute la ribambelle d'effets secondaires qui vont avec.

Le fait de pouvoir dormir normalement m'aide à me remettre la tête hors de l'eau. J'arrive mieux à gérer le côté émotionnel. J'ai moins envie de pleurer sans savoir pourquoi. Chouette, je n'ai plus besoin d'aller me cacher dans les toilettes pour éviter que l'on me voie chialer.

Je ne suis pas un grand fan des médicaments. Pourtant, je dois bien l'avouer, ils m'ont aidé. Pas à guérir, mais à reprendre pied, ils m'ont ouvert un petit espace dans lequel j'ai décidé de m'engouffrer pour essayer d'aller mieux.

Encore faut-il savoir pourquoi je suis dans cet état.

Comment ai-je pu en arriver là ?

Que s'est-il passé ?

Des échecs successifs à la dépression

Quelques semaines ont été nécessaires, mais j'ai retrouvé un peu de lucidité. Encore une fois merci aux médicaments qui m'ont donné le coup de pouce nécessaire. Sans ces substances que je n'aime pas, j'aurais certainement eu beaucoup plus de difficultés à reprendre un peu le dessus.

Une fois sorti du vide psychologique, du repli total et de l'incapacité à réagir, je n'ai eu aucun mal à trouver la cause de mon état. En fait, intérieurement, je la connaissais depuis longtemps. Elle vit avec moi depuis de nombreuses années.

L'accumulation sur une longue période m'a guidé tranquillement vers un état dépressif. N'ayant jamais pris conscience de ce risque avant qu'il ne soit devenu réalité, j'ai laissé le stress s'accumuler. Peu à peu, il s'est transformé en anxiété et en dépression.

Mais le stress n'est lui-même qu'une réaction. Il est la conséquence d'un ou plusieurs évènements ou situations.

Qu'est-ce qui a pu provoquer tout ce stress, pendant aussi longtemps ?

Ici aussi, pour moi la réponse est évidente. Elle ne l'est pas pour tout le monde et beaucoup de personnes souffrant de dépression voudraient avoir cette chance. Mettre des mots sur la souffrance, connaître sa cause est un premier pas que nombre de dépressifs voudraient pouvoir effectuer. Certains mettent des années avant d'y parvenir, d'autres n'y parviennent jamais.

Finalement, mes ruminations étaient une chance. Elles me donnaient la réponse à la question de la cause. J'ai pu alors les analyser relativement facilement et y voir plus clair.

Mon cas est banal. J'ai retrouvé ma situation dans énormément de témoignages de personnes dépressives ou anxieuses. La guérison ne semble pas plus facile pour autant. La difficulté à s'en sortir n'en est pas moins grande.

Mes ruminations portaient sur plusieurs éléments que j'ai fait tourner en boucle dans mon esprit d'une manière totalement stérile. Il n'est jamais rien ressorti de ces longues heures où ces pensées ne cessaient de m'obséder.

Le premier élément, celui qui est à la base de tout est présent dans bien des vies. Certains s'en débarrassent facilement ou n'y accordent aucune attention. Pour d'autres, il devient une obsession. Parfois, il devient obsédant du premier coup et parfois c'est l'accumulation qui le rend dangereux.

Cet élément qui est si courant et si commun, c'est l'échec. Tout le monde connaît ou connaîtra un jour l'échec. Pour bon nombre des gens, c'est un simple aléa de la vie. Pour d'autres, c'est une profonde blessure quasi insurmontable. Dans mon cas, c'est la répétition qui m'a fait couler.

Dans plusieurs domaines de ma vie, j'ai multiplié les situations qui se sont transformées en échecs.

Je suis un « échoueur professionnel ». Je le dis maintenant avec légèreté, mais c'était une opinion bien réelle. Il ne s'agit pas non plus d'un simple sentiment. Mes échecs sont réels, parfaitement identifiables. Après coup, certains étaient même courus d'avance.

L'échec ou l'accumulation d'échecs est le déclencheur. Comme dans un grand nombre de cas d'état dépressif, il est la base. S'il n'existait pas, il y aurait beaucoup moins de gens atteints de dépression ou d'anxiété.

Souvent mal géré, il se transforme alors en une véritable arme de destruction psychologique. Il devient le centre de tout. Plus rien d'autre ne semble exister. Il peut provoquer des émotions et des sentiments différents.

Tous les domaines de la vie peuvent être source échecs qui risquent de se transformer en troubles anxieux ou dépressifs. De la rupture amoureuse au licenciement, les situations sont diverses.

Dans les témoignages, on rencontre beaucoup de jeunes qui sombrent après un échec scolaire. Parfois, un examen raté peut provoquer un véritable raz de marée. Les déceptions amoureuses sont également fréquentes, les problèmes de couples et les difficultés avec les enfants aussi.

J'ai en tête cet étudiant qui sur un forum racontait avoir raté son diplôme alors qu'il avait travaillé d'arrache-pied. Cet échec l'avait anéanti d'un seul coup. Il ne savait plus du tout où il en était. Totalement perdu, il remettait en question toute sa vie, toutes ses capacités. En quelques semaines, il était passé de celui « qui en veut », celui qui fait ce qu'il faut, qui va de l'avant à une sorte de zombie incapable de retourner à l'université. L'échec à son examen a entraîné chez lui un choc psychologique immense qu'il n'a pas pu gérer et il a très vite glissé dans la dépression.

Je pense également à ce sportif qui rêvait d'un avenir de professionnel. À cause de quelques matchs perdus et de la pression, il a commencé à douter. Ensuite, ses doutes se sont transformés en peur, il s'est mis à jouer de plus en plus mal. Une blessure toute bête a achevé le travail. Sa carrière s'est envolée et la déprime s'est installée. Il s'est enfoncé dans la dépression incapable de se relancer. Cet athlète au corps d'acier a fini obèse. La dépression l'a rendu boulimique et alcoolique. Tout ça à cause de quelques passes ratées.

Il y a aussi cette jeune fille qui pensait avoir trouvé l'amour de sa vie. Quand cet amour l'a quittée pour une autre, elle n'a pas pu gérer. L'échec de son couple l'a envoyé direct au fond du trou. Cette jeune fille, qui jusque-là respirait la joie de vivre, s'est emmurée dans une profonde tristesse et dans le dégoût d'elle-même. Plus rien n'avait d'intérêt, surtout pas elle. Incapable de surmonter son état, elle s'est éloignée de tous ses amis, de tous ses proches. Totalement détruite intérieurement, c'est sa mère qui l'a sauvée. Passant chez elle par hasard, elle a entendu des râles dans l'appartement et a prévenu les pompiers qui ont dû défoncer la porte. Intoxication aux benzodiazépines, elle n'était pas dans un bel état. Même si elle ne serait peut-être pas morte, son hospitalisation lui a permis d'être suivi plus efficacement.

Ses proches et ses amis ont pu à nouveau l'approcher. Une fin plutôt heureuse, ce n'est pas toujours comme ça.

Et puis il y a les échecs « généralisés », c'est mon cas. Pour moi l'échec est presque devenu une seconde nature. Depuis des années, je subis des échecs, répétés. Je dois avoir une résistance au stress assez élevée puisqu'il m'a fallu de nombreuses répétitions avant de perdre pied.

Deux des domaines dans lesquels j'ai échoué plusieurs fois sont le professionnel et le financier. Pour la petite histoire, j'ai repris une affaire à 27 ans avec ma compagne.

Premier échec : je me suis fait avoir. L'affaire était loin d'être aussi belle que prévu. Manque de réflexion, trop envie d'agir, je ne l'ai pas vu venir et les ennuis ont commencé assez rapidement.

Deuxième échec : arrivé d'un concurrent. Là, c'est devenu encore plus grave. Je n'ai pas pu ni su résister.

Dix ans après la reprise, j'avais déjà vécu 7 ans au bord de la faillite.

On ne gagnait même pas un SMIC chacun, nous avions des dettes par-dessus la tête. Alors nous avons monté un autre projet, on s'est débrouillé pour avoir les financements.

Un peu plus d'un an après, elle a dû aller chercher du travail ailleurs parce qu'on ne pouvait plus payer. Troisième échec.

Trois ans plus tard, j'étais toujours à la limite de la faillite, cherchant sans arrêt comment boucler la fin du mois et payer les dettes. Tout ça pour 350 euros de salaire mensuel. Encore une fois, je n'ai pas été capable de redresser la situation.

D'échec en échec, de mauvaise décision en mauvaise décision.

Criblé de dettes, pas de salaire, une entreprise dont la survie ne tient qu'à un fil et un concurrent qui arrive à nouveau, c'était la situation juste avant que mes nerfs lâchent. Quand j'entends l'expression « plaie d'argent n'est pas mortelle », j'ai envie de bondir.

J'ai connu des échecs dans d'autres domaines et cela a bien sûr amplifié les choses.

La frustration liée à ma situation financière catastrophique et les échecs successifs m'ont conduit tout droit vers la dépression et l'anxiété.

D'abord, ils m'ont mené vers l'inquiétude. Comment va-t-on faire ? Et si l'on se retrouve sans rien ? Comment va-t-on faire vivre les enfants ? Des questions de ce type, je m'en suis posé des centaines. Je les ai tournées et retournées dans ma tête des milliers de fois.

Ensuite est apparu la frustration, la colère, le dégoût. On travaille pour rien. On ne peut pas partir en vacances. On regarde toujours à deux fois avant la moindre dépense.

Pendant des années, j'ai refoulé tout cela. Comme des milliers de gens, comme vous peut-être, j'ai subi mes échecs en évitant d'en parler. Je les ai laissés dominer mon esprit.

La vie est curieuse

On peut même aller jusqu'à dire qu'elle est bizarre. Parfois douce, elle nous paraît le plus souvent difficile. Faire face aux soucis est le lot quotidien de bien des gens. Maladie, pauvreté ou simplement impression de se noyer dans un océan de difficultés, la vie passe parfois sans que nous la vivions réellement. Englués dans les problèmes réels ou imaginaires, les tourments et les ruminations, nous passons de longues heures à ignorer le bien-être. Perdue dans les méandres des douleurs physiques ou psychologiques, la vie peut sembler injuste. Les échecs, les hésitations, la valse des sentiments négatifs jouent le rôle d'un miroir déformant qui nous montre tout en noir. Ces moments où l'on ne se sent pas bien font partie intégrante d'une vie d'être humain. Qui n'a jamais connu de difficultés, de périodes où tout semble aller mal. Qui n'a jamais rencontré l'échec qui nous amène à douter de tout et surtout de nous-mêmes.

Le stress devient de plus en plus une pathologie universelle. Tout le monde est susceptible d'être touché. Cet état que l'on peut définir comme une relation entre les exigences que l'on a envers nous, nos sentiments à l'égard de ces demandes et notre capacité à y faire face est un facteur de mal-être parfaitement reconnu par les médecins.

Le stress est une fonction de notre organisme tout à fait normale. C'est même une fonction vitale. S'il n'existait pas, vous seriez déjà mort. Nous serions même tous déjà morts. C'est avant tout un mécanisme de protection. Sans lui, nos ancêtres australopithèque, Cro-Magnon ou autre néandertaliens se seraient tous fait croquer par les tigres, les ours et autres animaux à grandes dents qui ne leurs voulaient pas que du bien. Aujourd'hui, le stress au travail ou en dehors est un phénomène de protection face à d'autres problèmes dont les dents sont quelquefois aussi longues.

Le stress peut se présenter sous bien des formes. Il peut même facilement dériver vers des états psychologiques plus graves.

À des degrés très différents, nous passons tous par des moments compliqués. Notre esprit est ainsi fait qu'il nous pousse plus souvent à broyer du noir qu'à admirer la beauté qui nous entoure.

Si l'esprit peut faire souffrir, le corps n'est pas non plus un bon élève à l'école du bien-être. Il est lui-même souvent à l'origine de sentiments négatifs. Des petites douleurs aux affections plus importantes, il n'est pas rare d'avoir du mal à se sentir bien dans son corps. De la petite faiblesse à la grave maladie, notre état physique s'il n'est pas toujours responsable est très souvent complice des « perturbateurs de bien-être ».

Pour profiter pleinement de la vie, avoir un corps en bonne santé me paraît indispensable. La douleur physique, même dans les cas où elle n'est pas atroce, est un frein considérable dans la recherche d'une existence agréable dans laquelle on se sent pleinement heureux. Profiter avec son corps libre de toute souffrance des moments de bien-être que la vie nous octroie est pour beaucoup de personnes un luxe qui semble inaccessible. Combien sont-ils ceux qui se sentent prisonniers de leur corps et sont incapables de se mouvoir avec aisance et plaisir ? Vivre avec son corps peut devenir une corvée.

Même sans maladie, on se morfond souvent sur ses petits tracas qui nous empoisonnent la vie. Articulations douloureuses, douleurs lombaires, problèmes de digestion, surpoids, manque de tonus sont des affections tellement courantes que certains médecins ne s'y intéressent même plus et se contentent de prescriptions simples pour tenter de limiter la sensation de mal-être sans se préoccuper des causes réelles.

Trop souvent, on oublie que le corps et l'esprit fonctionnent ensemble et que les tracas de l'un provoquent des soucis chez l'autre.

Le regard des autres, ou la perception que l'on en a n'arrange pas les choses. On se trouve trop gros ou trop petit, trop moche ou pas assez grand. L'apparence physique peut devenir une source d'inconfort voire dans certains cas provoquer des troubles psychologiques importants.

Quand le corps fait mal ou qu'il ne remplit plus toutes ses fonctions, quand il est source de sentiments négatifs, de peurs ou de sensations de faiblesse nous nous retrouvons en situation de détresse. Cela amplifie chaque difficulté que nous rencontrons et influe sur notre moral qui à son tour engendre des problèmes physiques.

L'évolution du monde va également dans ce sens. On y adore les stars siliconées, on met les forts sur le devant de la scène. La réussite apparente devient un objectif. Le paraître prend une place de plus en plus importante. Les faibles ou tout simplement ceux qui connaissent des difficultés sont relégués au fond, à l'abri des regards. Le vice pousse même parfois jusqu'à se complaire du malheur des autres. Être mieux que l'autre, plus riche, plus fort, plus heureux, plus machin, plus truc souvent cela revient surtout à être plus con. Le regard des autres, notre place dans une société de plus en plus compétitive rend l'accès au bien-être plus compliqué, car cela fausse souvent l'objectif.

L'esprit de compétition n'est pas pour autant totalement négatif. Il peut être une source de motivation, provoquer une saine émulation. Mais, poussé à outrance, quand le seul objectif est de gagner ou de réussir, il peut nous transformer, au gré de nos réussites et de nos échecs, tour à tour en brute épaisse ou en esclave totalement méprisé. Certains objecteront que les brutes épaisses peuvent être heureuses. J'en doute fortement et j'aurais tendance à penser qu'elles peuvent en donner l'illusion. Pour ce qui est des esclaves il n'y a bien entendu aucun doute que le mot bien-être ne fait pas partie de leur vocabulaire. La compétition nous amène à nous comparer aux autres, à rechercher la supériorité sans prendre en compte nos besoins réels. Il s'agit juste d'être le meilleur, même si cela ne nous apporte rien de plus. L'égo prend souvent une place de roi dans notre quête du bonheur, il en est pourtant souvent l'ennemi principal.

Les relations avec les autres peuvent aussi s'avérer délicates, voire difficiles. Les problèmes de communication, la difficulté à gérer le contact sont des troubles que l'on rencontre de plus en plus souvent. Quelle que soit la forme d'anxiété sociale, il y a un constat évident dans la majeure partie des cas. Que l'on est le trac, que l'on soit timide, atteint de phobie sociale ou souffrant d'une personnalité évitante, on a avant tout peur de ne pas réussir à donner à l'autre une bonne impression de soi. S'imaginer à travers le regard des autres. Penser que les autres auront forcément une image négative de nous. Un cinéma permanent où l'on se regarde soi-même, ridicule au milieu des autres.

Encore une fois, l'égo, la peur et la mésestime de soi sonnent le glas des relations harmonieuses et agréables.

Douleurs physiques, douleurs morales, stress, problèmes psychologiques, anxiété, ruminations, complexes et manque d'estime de soi finissent par occuper une place importante dans notre quotidien. Parfois, pour certains cela occupe même toute la place.

Plaisir, désir, amusement, joie, ces émotions peuvent totalement disparaître. Même les choses qui nous passionnent ont alors une saveur fade. L'intérêt disparaît aussi soudainement qu'il est apparu.

Dans ces cas-là, la plupart du temps la déprime est là. Si on la refoule, elle finit souvent par se transformer en dépression. Même sans aller jusque-là, tout devient insupportable. Tout remonte à la surface. La vie se transforme et finit par ressembler à ce qu'en disait Boris Vian.

« La vie est une tartine de merde qu'on croque tous les jours... »

Ce tableau noir est commun à des milliers ou même des millions de personnes. Sur Google, uniquement en France, le nombre de recherches mensuelles sur le mot « bien-être » est d'environ 200 000. Oui, chaque mois près de 200 000 personnes situées dans l'hexagone se posent des questions sur le bien-être. Bien sûr, tous ne souffrent pas atrocement, mais cela n'empêche pas d'avoir envie de vivre mieux. Au milieu de ces milliers de personnes qui ressentent le besoin d'améliorer leur vie, il se trouve des hommes et des femmes qui semblent bénéficier d'un état de bien-être largement supérieur aux autres. Nous ne sommes pas tous égaux face aux aléas de la vie. La plupart du temps, on se contente de définir ces gens plus heureux comme chanceux.

Une autre version est pourtant tout à fait possible. Une voie où la chance n'a qu'un intérêt limité. Une voie où le positif prend plus de place dans la vie. Un cheminement qui peut nous amener vers une vie douce et plus agréable. Sans être exempte de difficultés, cette vie heureuse dans laquelle on se sent bien est un idéal qu'il est possible d'atteindre.

Malgré les difficultés et les soucis que j'ai pu rencontrer, je reste attaché à l'idée que le bonheur existe.

J'ai cette chance de conserver cet optimisme qui m'a poussé et qui me pousse encore à chercher le meilleur moyen de l'atteindre.

La vie est un mouvement perpétuel. Au cours de la même journée, nous pouvons passer de l'enthousiasme à l'apathie, du plaisir à la mélancolie. Sans avoir peur de me tromper, je pense pouvoir affirmer que personne n'est en permanence dans le bien-être total. Nous oscillons entre une vie heureuse et notre fameuse tartine. Rien n'est jamais tout noir ou tout blanc. Le gris et ses différentes nuances sont plus proches de la réalité de la vie.

Chacun d'entre nous a sa propre idée du bonheur. Ce concept est très subjectif. Pourtant de nombreux scientifiques et chercheurs en psychologie et notamment en psychologie positive se sont penchés sur l'étude du bonheur. Ils en ont déduit des éléments très intéressants aussi bien pour ceux qui souffrent de troubles psychologiques que pour ceux qui veulent aller plus loin et développer leur capacité à être heureux. On sait par exemple que le bonheur, ou tout du moins notre capacité à voir les choses d'une manière positive serait d'origine génétique. Le gène qui permet de réguler la production de sérotonine aurait deux variations et nous prédisposerait donc à être plus ou moins satisfaits.

Tous les psychiatres et scientifiques ne sont pas d'accord sur les voies qui mèneraient au bonheur. N'étant ni l'un ni l'autre, je me bornerais à vous livrer mes propres réflexions sur ce sentiment tant recherché.

Depuis longtemps, j'ai un intérêt particulier pour la recherche des possibilités que nous offrent notre corps et notre esprit. La psychologie humaine, le développement des capacités physiques et mentales sont des sujets qui m'ont toujours passionné.

À quatorze ans à peine, je dévorais déjà des ouvrages parlant des capacités psychiques et physiques de certains yogis. Je me plongeais plus facilement dans la lecture de livres parlant de sophrologie, de préparation mentale et d'entraînement physique que dans les grands romans que l'on m'imposait de lire à l'école. Plus tard, la découverte de la philosophie m'a ouvert d'autres horizons tout comme celle de la psychologie. Cet engouement pour le potentiel humain ne m'a jamais vraiment quitté. Il a pu au cours des années passer par des périodes où il était masqué par d'autres intérêts, mais il a toujours fini par ressurgir.

Aimé, haï, adoré ou détesté ce que l'on appelle couramment le développement personnel est surtout souvent mal compris. Entaché par tout un tas de croyances ou d'images négatives provoquées par quelques pseudo gourous qui escroquent au lieu d'aider, le mot devient même parfois pour certain synonyme d'arnaque ou de trucs d'illuminés. Si l'on passe outre les dérives sectaires et les charlatans on retrouve pourtant derrière le développement personnel des grands noms de la psychologie ou de la philosophie et des techniques dont l'efficacité a souvent été scientifiquement validée.

Pour ma part, je conçois ce vaste domaine comme un ensemble d'approches, de méthodes et de techniques visant à s'améliorer sur plusieurs éléments qui me semblent importants, comme se connaître soi-même, développer sa confiance en soi, améliorer ses relations avec les autres, etc…

Passant du yoga au CrossFit, de la psychologie positive à l'autohypnose ou encore des arts martiaux à la sophrologie, mon besoin d'en savoir plus sur l'humain et ses capacités m'a guidé dans de nombreuses directions et permis d'explorer de nombreuses disciplines des plus rigoureuses aux plus farfelus. Certaines se sont avérées sans intérêt, mais la plupart m'ont beaucoup apporté. Certaines m'accompagnent depuis de nombreuses années, d'autres n'ont été que des viviers dans lesquels j'ai puisé avant de continuer mon chemin.

Cet attrait et les recherches qui en ont découlé m'ont permis de croiser bien souvent celle du bien-être. Développer les potentiels que nous possédons tous m'est apparu comme un vecteur permettant d'atteindre cet objectif de bien-être que l'on souhaiterait permanent.

Pourtant, la réussite m'a fui avec une régularité exceptionnelle. J'ai comme tout un chacun rencontré mon lot de coups durs. Certains sont même encore présents lorsque j'écris ces lignes. J'ai bien souvent dû faire face à l'échec et ma vie est bien loin de celle du « winner invincible » à qui tout réussit. Mais au final, ces moments difficiles, ces problèmes, ces manques de réussites et cette vie qui parfois me semblait partir à la dérive sont ceux qui m'ont permis d'avancer sur un chemin que j'avais tendance à vouloir éviter. Peu de personnes connaissent mon attrait pour ces disciplines liées au développement personnel et sans un choc un peu brutal provoqué par « ma tartine de merde » je n'en aurais sans doute jamais parlé et je n'aurais pas autant exploré cette voie.

Et si éliminer les difficultés et les problèmes c'était avant tout être bien dans sa tête ?

Se sentir bien chaque jour. Vivre au quotidien dans la joie avec ses proches. Mais aussi savoir faire face au coup dur.

N'est-ce pas cela être épanoui ?

Si tout au long de notre vie nous pouvions vivre sans subir l'anxiété ou contrôler notre angoisse envers l'avenir, ne serions-nous pas heureux ?

Un corps détendu et souple, pas de tensions inutiles, un esprit qui sait se libérer de toutes souffrances.

Bienvenue dans le monde de ceux qui vivent longtemps et en bonne santé. Ceux qui profitent pleinement de chaque jour que la vie leur donne.

Jeanne Calment a vécu jusqu'à 122 ans et 164 jours. Longtemps doyenne de l'humanité, elle attribuait elle-même sa longévité au fait « qu'elle aimait beaucoup rire et n'avait pas de stress ». Elle répétait souvent : « Si vous n'avez aucun pouvoir sur une situation, ne vous en souciez pas. »

Le bien-être est bien à la portée de tous. Simplement, ce don inné chez certains nécessite un énorme travail pour d'autres. Mais ce travail paye. Il nous permet de vivre pleinement. Au fur et à mesure, pas après pas, nous pouvons progresser comme un enfant qui découvre la lecture et commence à déchiffrer ses premières phrases. Ensuite, les phrases se succèdent, s'emboitent et commencent à avoir de plus en plus de sens. Puis les phrases deviennent des chapitres qui se transforment en livre. Lire le livre en entier peut prendre du temps, mais chaque partie dévoile de nouveaux rebondissements ou de nouvelles connaissances. Peu à peu, l'intrigue se démêle, nous comprenons de nouvelles choses. Si la patience et la persévérance sont présentes comme l'enfant qui arrive au bout de son livre et découvre le fin mot de l'histoire, nous pourrions peut-être découvrir que finalement *« la vie n'est pas une tartine de merde »*.

Un problème d'émotions

Nous vivons en permanence avec nos émotions. Chaque évènement auquel nous participons provoque en nous une ou plusieurs émotions qui elles-mêmes provoquent des sentiments.

Ce concept peut sembler difficile à appréhender, pourtant bien comprendre ce schéma permet de s'orienter vers une sortie des difficultés physiques ou psychologiques.

Dans ce chapitre, nous parlerons donc de ces émotions qui sont d'une importance capitale. J'ai entendu de nombreuses personnes atteintes de mal-être parler de leurs difficultés à gérer leurs émotions. D'un seul coup une envie de pleurer, la tristesse qui apparaît et qui occupe tout l'espace. Impossible de résister. Cette sensation m'a submergé de nombreuses fois et beaucoup de dépressifs sont dans ce cas.

Définir les émotions

Une émotion est avant tout un mécanisme de protection dans une situation d'urgence. C'est un état de conscience qui peut être, selon les cas, agréable ou pénible. Son travail est de nous pousser à agir face à un changement soudain. Ce changement peut aussi bien être d'origine externe, par exemple un bruit ou une lumière, que d'origine interne comme un souvenir ou une image mentale.

L'émotion est une réaction qui est corporelle, elle entraîne systématiquement un changement physiologique. Le cœur qui s'emballe, la transpiration, les jambes qui flageolent sont des manifestations fréquentes lorsqu'une émotion apparaît.

Paul Ekman est un psychologue américain dont les travaux ont été précurseurs dans le domaine des émotions. Il a recensé six émotions primaires qui sont selon lui innées, c'est-à-dire qu'elles apparaissent au moment de notre naissance ou au bout de quelques mois, et elles sont également automatiques, comme un réflexe.

Il a été souvent critiqué pour ses travaux sur le mensonge que l'on pourrait reconnaître grâce aux expressions, Ekman a recensé les expressions du visage reliées à ces émotions. Ces expressions étant selon lui universelles (ses études ont d'ailleurs inspiré la série télévisée : « Lie to me »).

Si la partie détection du mensonge fait débat, sa classification des émotions prête moins à controverse.

La peur est l'une de ces émotions de base. Elle est le mécanisme qui met le corps en alerte face à un danger. Elle est à la base de la fuite qui nous protège. La peur nous incite à rester en éveil. Elle est provoquée par un danger réel ou imaginaire. Elle se manifeste quand un évènement est imprévu que quelque chose se produit alors que nous ne l'attendions pas. La peur peut également concerner le futur. Nous anticipons quelque chose d'inconnu et que nous redoutons.

La colère dynamise le corps, elle le prépare à une confrontation. Elle permet également l'intimidation de l'adversaire. Le message de la colère est que la situation ne nous convient pas et qu'il faut réagir. Comme la peur, il s'agit d'une émotion dite négative. Elle a pourtant une grande utilité dans certaines situations. Elle peut par exemple nous sauver en mobilisant toute notre énergie face à une agression. Elle peut également nous donner du courage et nous permettre, par exemple, de nous opposer à un supérieur hiérarchique.

Le dégoût a une action de répulsion. C'est cette émotion qui nous permet de reconnaître, au goût ou à l'odeur, qu'un aliment est avarié. Le dégoût intervient parfois dans notre jugement des autres. Son intérêt est de nous protéger physiquement ou psychologiquement face à une situation ou une personne par une action de répulsion. Il est également l'émotion qui nous permet de détecter un conflit avec nos valeurs ou notre moralité.

La surprise est souvent de courte durée. Elle est une sorte de premier réflexe qui est suivi immédiatement par une autre émotion. La surprise étant très brève, il en sera de même pour son impact sur notre comportement, contrairement aux autres émotions de base dont l'influence est plus longue. La surprise n'est ni positive ni négative, c'est l'émotion qui arrivera juste après qui le déterminera.

La tristesse survient en réponse à un manque affectif. Elle apparaît lorsque nous sommes privés de quelqu'un ou de quelque chose d'important pour nous. La tristesse nous permet de prendre conscience de ce manque. C'est une émotion de repli. Elle symbolise parfois l'impuissance et la frustration face à une situation. Physiologiquement, la tristesse abaisse le tonus musculaire.

Enfin, la joie et son grand sourire éclatant, indique la satisfaction pleine d'un besoin important qu'il soit physique ou psychologique. C'est une émotion de courte durée, qui laisse sa place au sentiment de plénitude. La joie est une source de motivation. Son message pourrait être : « tout va bien ». Il s'agit d'une émotion positive qui nous fait ressentir le bien-être.

Ces six émotions primaires peuvent ensuite se combiner pour créer des émotions mixtes qui peuvent elles même se mélanger.

La honte nous indique une erreur ou une faute commise par nous-mêmes (honte de soi) ou une autre personne (ce qu'il a fait est honteux). Il s'agit d'une émotion mixte ou complexe, un mélange de plusieurs émotions primaires.

La culpabilité est aussi une émotion mixte, un mélange d'émotions et de sentiments. Elle se crée lorsque notre action est contraire à notre morale ou nos valeurs.

On pourrait évoquer un grand nombre d'émotions qui ont chacune une influence sur notre comportement.

Si nos émotions sont si importantes, c'est parce qu'elles sont la base de nos réactions et de nos sentiments. Les états d'âme qui apparaissent au fur et à mesure des aléas de la vie guident notre ressenti et nos réactions.

Différence entre émotions et sentiments

Dans le langage courant, les deux mots semblent définir la même chose. Pourtant une émotion n'est pas un sentiment et l'inverse est également vrai.

Une émotion est une manifestation avant tout physiologique qui reste assez brève même si certaines le sont plus que d'autres.

C'est une réaction du corps face à une situation. Grâce à des capteurs, les scientifiques ont pu démontrer qu'une émotion apparaît quelques dixièmes de secondes avant que nous n'en prenions conscience. L'émotion est le mécanisme qui permet au corps de réagir de manière appropriée en mobilisant notre énergie dans telle ou telle direction selon les cas. Elle a une fonction régulatrice, l'expression de l'émotion permettant au corps de revenir à son équilibre en évacuant le stress provoqué par le stimulus.

Les sentiments sont eux des constructions de l'esprit. Contrairement à une émotion, les sentiments n'ont pas besoin de stimuli pour exister. Pure création de notre mental, les sentiments sont des mélanges d'émotions et de bribes d'émotions refoulés. Les sentiments sont régulièrement le prolongement d'une émotion. Là où les choses se compliquent, c'est que les sentiments peuvent également provoquer des émotions.

Les sentiments sont des états affectifs qui se modifient avec le temps. On dit souvent qu'ils naissent, grandissent et meurent. Un sentiment se situe au niveau de la pensée alors qu'une émotion est un processus automatique qui apparaît avant que l'on en soit conscient.

Les sentiments sont en quelque sorte l'interprétation ou l'évolution de l'émotion. Un exemple courant est par exemple une émotion de peur que l'on a ressentie enfant face à un chien qui nous aboie dessus d'une manière menaçante. Cette peur instinctive, innée et automatique a pu être si importante qu'elle nous a marqués au point de développer un sentiment de crainte à l'égard des chiens. De même, la haine est un sentiment issu d'une émotion de colère (parfois mélangé avec du dégoût).

Ces définitions peuvent paraître peu importantes. Savoir qu'une émotion n'est pas un sentiment peut vous sembler inutile. Pourtant comprendre ce processus est absolument nécessaire pour se libérer de bien des troubles.

Cependant, afin de simplifier au maximum le concept et le rendre plus utilisable dans notre recherche de dépassement de soi, nous parlerons d'expériences émotives qui s'entremêlent. Ceci permettra de se rapprocher du langage courant.

Je ne vais pas vous lister toutes les expériences émotives, mais certaines sont particulièrement importantes et méritent d'être approfondies.

Le sentiment d'échec

L'apparition du sentiment d'échec est souvent destructrice. Ce sentiment vient frapper violemment notre égo et entraîne toute une ribambelle d'expériences émotives négatives qui s'empilent et mettent à mal l'estime de soi. Il fait disparaître la confiance et mène facilement à l'anxiété et à la dépression en passant par la honte, la culpabilité et la frustration. Les émotions de bases impliquées sont la tristesse et la colère.

L'anxiété

Cette expérience est liée à la peur. L'anxiété est une crainte d'un avenir connu ou non. Lorsque l'on est anxieux, on anticipe une situation qui nous fait peur. Cette anticipation peut se baser sur un futur dont on connaît parfaitement le dénouement, par exemple si j'ai mal effectué un travail, je sais que mon patron colérique va être mécontent et me hurler dessus, cela me fait peur. Mais elle peut aussi être une construction de notre imagination. J'ai peur parce que j'imagine que mon patron va me licencier sans en avoir de certitude.

Le découragement

C'est une impression d'incapacité à réussir. Ce sentiment est particulièrement bloquant. Nous ne sommes pas tous égaux face au découragement. Comme l'anxiété, le découragement est basé sur l'anticipation. Lorsque nous nous décourageons, nous imaginons un avenir sombre dans lequel seul l'échec est possible. Réussir nous semble impossible. Le découragement est souvent accompagné de tristesse, de colère et de culpabilité. C'est un symptôme à rapidement prendre en compte, car le risque d'enlisement est important.

La culpabilité

C'est une expérience émotive douloureuse et souvent dévastatrice. Bien que très désagréable, elle est absolument nécessaire, car elle nous permet de nous rendre compte de nos mauvaises actions et d'un conflit entre nos actes ou nos pensées et nos valeurs. C'est une sorte de gardien de notre conscience et elle nous permet de nous créer une limite entre le bien et le mal. Mais ce côté salvateur ne doit pas faire oublier sa tendance à nous enfermer dans notre mal-être et à provoquer de l'angoisse.

La frustration

Ce sentiment entraîne la colère et la tristesse. La frustration est provoquée par l'insatisfaction. Un échec à la réalisation d'un désir entraîne une frustration plus ou moins importante selon l'intensité du désir. Souvent obsédante, elle peut se transformer en dépression. Dans ce cas, c'est notre intolérance à la frustration qui est responsable. Celle-ci apparaît souvent à cause d'une vision erronée de la situation dans laquelle on amplifie le côté négatif.

La déprime
À ne pas confondre avec la dépression, le sentiment d'être déprimé est assez courant. La plupart des gens ont rencontré ou rencontreront un jour ce sentiment fait de tristesse et de morosité. Contrairement à la dépression, cet état est passager et dans un cas de déprime on peut quand même ressentir des moments de joie. Dans la dépression, aucun plaisir, aucune joie n'est possible. L'état dépressif dure beaucoup plus longtemps, est bien plus intense et provoque l'isolement. La dépression est une maladie alors que la déprime n'est qu'un état passager et non pathologique.

La gratitude
Ce sentiment est lié à un évènement positif qui est arrivé dans notre vie. On ressent de la gratitude envers quelqu'un ou quelque chose qui nous a permis d'obtenir un bienfait. La gratitude favorise le bien-être social. Pour qu'elle apparaisse, le geste qui nous a permis d'obtenir le bienfait doit être désintéressé. L'inverse entraînerait un sentiment de dette qui bloque l'accès à la joie. L'un des intérêts de la gratitude, c'est que l'on peut développer ce sentiment par la pensée et ainsi recalibrer certaines de nos expériences émotives.

La fierté
Elle s'oppose à la honte et répond au besoin de compétence que la conception eudémonique du bonheur considère comme l'une des composantes du bonheur. Elle a une forte influence sur l'estime de soi. Le côté négatif est qu'elle peut vite se transformer en orgueil ou en narcissisme.

La sérénité
Il s'agit d'un état où l'on se sent tranquille envers son présent, son passé et son avenir. La sérénité est basée sur une certaine

confiance en notre futur, une paix de l'esprit face à notre vécu. Elle intègre également une forte sensation de calme et de bien-être à l'instant présent. C'est une émotion profondément positive emplie de douceur.

La confiance
La confiance est basée sur une sensation de sécurité. Ce sentiment est comme l'anxiété un phénomène d'anticipation. La différence est bien sûr qu'ici cette anticipation est positive et appelle la réussite. Son importance est capitale, car la confiance fait partie intégrante de l'estime de soi dont on sait qu'elle joue un rôle majeur dans la dépression et les troubles psychologiques, mais aussi qu'elle est un élément important dans la recherche du bien-être.

Le bonheur
Cette expérience est une quête pour beaucoup d'entre nous. Nous recherchons le bonheur même si nous avons parfois du mal à le définir. Le bonheur est subjectif, c'est avant tout un sentiment de sérénité, de bien-être total.

Le bonheur est lié à la joie.

Pour Gandhi

« Le bonheur, c'est lorsque nos pensées, nos paroles et nos actes sont en harmonie. »

Pour le Dalaï-Lama,

« Le bonheur n'est pas une chose toute faite. Il découle de vos propres actions ».

États d'âme et ruminations

Deux concepts très importants dans une recherche d'amélioration de notre état psychologique sont ceux que l'on appelle les états d'âme et les ruminations.

Comprendre et m'approprier ces deux idées m'ont permis d'enclencher un gros travail sur moi-même et je ne doute pas que ce sera la même chose pour vous.

Je reviendrais dans quelques lignes sur ce que j'appelle états d'âme et sur le phénomène de rumination, mais je voudrais avant insister sur leur importance respective. Les ruminations sont très souvent une grosse partie du problème dans notre sentiment de mal-être généralisé. Pour les personnes non malades, la rumination est un facteur profondément limitant dans la recherche du bonheur et d'une vie plus agréable.

États d'âme

Les états d'âme sont un mélange d'émotions, de sentiments, d'humeurs et de représentations mentales. Ils intègrent également parfois des sensations corporelles et ils peuvent être conscients ou inconscients. Nos états d'âme influencent fortement nos comportements. La pensée émotive n'est pourtant pas un concept médical, c'est un moyen de nommer l'immense mélange qui s'effectue au sein de notre esprit.

La tranquillité, la déception, l'agacement ou encore la bonne humeur font partie comme d'autres sensations des états d'âme. Leur durée est beaucoup plus longue que celle d'une émotion, mais leur intensité est également plus faible.

Ces sensations entraînent fréquemment des manifestations physiques. Si mon agacement dure, je vais finir par ressentir des tensions musculaires alors que la bonne humeur a plutôt tendance à me détendre.

Nos états d'âme dirigent en grande partie nos attitudes dans la vie courante. Nos réactions sont différentes selon notre état. Le « coup de blues » peut par exemple entraîner le grignotage ou l'achat compulsif. Lorsque je suis tendu, je n'aide pas ma fille à faire ses devoirs de la même manière que si je me sens joyeux.

Prêter une plus grande attention à nos états d'âme peut donc nous permettre de modifier certains de nos comportements inadaptés à la situation que nous sommes en train de vivre. En adaptant mieux nos attitudes, nous pouvons améliorer notre sentiment d'harmonie et de bien-être.

Ruminations
Si les états d'âme sont un concept quelque peu difficile à appréhender, les ruminations sont beaucoup plus concrètes. On les appelle parfois idées noires et le terme est assez bien défini par les scientifiques. Plusieurs études ont déjà été effectuées sur ce trouble mental dont on sait qu'il est fréquemment un signe avant-coureur de la dépression.

D'après le dictionnaire, ruminer c'est tourner et retourner une pensée dans son esprit. Cela arrive à tout le monde. Ressasser une dispute que l'on a eue la veille pendant la nuit est assez fréquent et ne pose à priori aucun souci.

Le problème arrive lorsque ces ruminations viennent nous hanter toutes les nuits. Elles finissent par occuper toutes nos nuits, provoquant ainsi des insomnies, puis elles arrivent à nous empoisonner la vie en plein jour et deviennent alors pathologiques. Ce trouble s'il est en apparence très proche ne doit pourtant pas être confondu avec les troubles obsessionnels compulsifs ou le syndrome de stress post-traumatique.

Pourquoi ?
Pourquoi ai-je fait ceci ?
Pourquoi n'ai-je pas fait cela ?
Que va-t-il arriver ?
Et si j'avais fait ceci ?

Voici le genre de question qui tourne en boucle dans notre tête et envahit notre esprit au point d'empêcher toute réflexion constructive. Les ruminations n'apportent rien de bon.

Elles permettent rarement de trouver une solution à la question essentielle que l'on se pose lorsque l'on ressasse.

De plus, les ruminations vont générer des mécanismes d'habitudes face aux soucis. Tourner et retourner le problème sans vraiment chercher à le résoudre en remplaçant par exemple la question « comment faire pour sortir de cette situation » par : « mon dieu que va-t-il il m'arriver, quel malheur vais-je donc encore subir ».

Les ruminations sont émotionnellement très souvent issues de la peur qui provoque la fuite. Encore une fois, nous anticipons une situation future au cours de laquelle il peut se poser un problème, mais, au lieu d'y faire face, nous fuyons en le ruminant. Lorsque le souci se matérialise, nous sommes alors bien souvent incapables d'adopter une réaction correcte et ce qui n'était au départ qu'une création de notre mental devient parfois une réalité. Inconsciemment, nous provoquons nous même le problème en nous enfermant dans une spirale infernale et sans fin.

L'apparition des ruminations est aussi très souvent la conséquence d'un évènement traumatique. On ressasse une situation difficile que l'on a vécue. On imagine la réaction que l'on aurait dû avoir et que l'on n'a pas eue. On se reproche notre mauvaise réaction et l'on en arrive rapidement à de la honte ou de la culpabilité.

En plus de leur côté stérile, elles amènent le découragement et la perte de confiance en soi qui vont à leur tour provoquer des problèmes et donc des ruminations. Elles nous font passer par plusieurs expériences émotionnelles désagréables et inhibent notre capacité à être heureux et à ressentir de la joie.

Les ruminations sont presque toujours présentes dans les troubles anxieux ou dépressifs liés à un ou plusieurs échecs. L'impact de cette obsession est alors dévastateur tant au niveau physique que psychologique. Se libérer de ses ruminations est une étape nécessaire au processus d'amélioration du bien-être, mais c'est loin d'être une étape facile.

Comment éliminer ses ruminations ?

Les ruminations lorsqu'elles deviennent pathologiques doivent être prises en main. Laisser notre esprit s'enliser est le meilleur moyen de ne jamais s'en sortir. S'il s'agit d'une évidence dans les cas de TAG ou de dépression, cela peut paraître inutile pour ceux qui n'en sont pas encore arrivés à ce point. Ce serait pourtant une erreur de laisser les choses en l'état. D'abord parce que personne n'est à l'abri de sombrer dans un état dépressif et que ressasser en permanence ses idées noires est un précurseur terriblement efficace. Ensuite, parce que ces ruminations sont limitantes, elles nous bloquent dans notre recherche pour libérer nos aptitudes au bonheur.

Plusieurs méthodes existent pour se libérer. La méthodologie que je vous propose dans les lignes qui vont suivre est efficace et peut aider à franchir un cap important.

Première étape : faire face à l'urgence

Lorsque les ruminations sont trop fortes et trop présentes, vous devez avant tout gérer l'urgence de la situation et réussir à vous donner un peu d'air pour reprendre en partie le contrôle de votre mental.

L'idée est d'arriver à bloquer les pensées négatives pendant une courte durée pour profiter d'un moment de calme psychologique. Cela est particulièrement utile si vos ruminations provoquent des insomnies ou qu'elles vous perturbent dans votre travail.

Plusieurs techniques sont utilisables et efficaces. Peut-être devrez-vous en tester plusieurs avant de réussir à obtenir des résultats.

La première de ces méthodes est d'utiliser la relaxation musculaire. Les ruminations provoquent fréquemment des tensions. Pratiquer des exercices de relaxation va permettre au corps d'évacuer les tensions et a également une forte action sur le système nerveux autonome. Passer rapidement à un état de détente permet au cerveau de se déconnecter des ruminations.

Une manière très efficace pour obtenir un état de détente rapide est d'utiliser la méthode du contracté-relâché. Cette technique, qui demande un peu de pratique, entraîne un relâchement du corps et de l'esprit.

Le principe est simple. Il s'agit d'alterner des phases de contraction et de relâchement musculaire en effectuant un balayage complet du corps et en se concentrant sur les sensations présentes au cours de différentes phases.

On peut par exemple commencer par contracter fortement la jambe gauche en inspirant puis on relâche en expirant. On passera ensuite à la jambe droite puis aux deux jambes en même temps. On continu ensuite par les fessiers, les abdominaux, la poitrine, le dos ensuite les bras, l'un après l'autre puis les deux ensembles. On finira par la gorge, les muscles du visage et enfin par un contracté-relâché du corps tout entier. Prenez le temps de vous concentrer pour bien ressentir les différences entre les phases de contraction et celles de relâchement.

Une fois l'état de relaxation obtenu, profitez de ce moment en fermant les yeux et en respirant calmement et en vous concentrant sur votre souffle.

La deuxième méthode possible est un exercice de visualisation. Il va vous permettre d'apprendre à focaliser volontairement votre mental sur un élément particulier. Il s'agit de rediriger l'attention sur un point précis et choisi.

Pour cette pratique, issu du yoga indien, vous allez utiliser une bougie allumée que vous allez fixer sans cligner des yeux jusqu'à ce que vous ne puissiez plus résister.

À ce stade, fermez les yeux et représentez-vous mentalement cette bougie, essayez de la détailler au maximum, imaginez la flamme qui danse. Conservez cette image mentale aussi longtemps que possible. Si des pensées parasites se présentent, acceptez-les et revenez doucement à votre image mentale.

À force de pratique, cela deviendra de plus en plus facile et vous pourrez rapidement produire votre image mentale sans utiliser l'étape de la fixation de la bougie. Vous pourrez ainsi utiliser cette technique n'importe où et n'importe quand. Dès que vous sentirez la montée d'une rumination, il vous suffira de visualiser votre bougie pendant quelques minutes pour les chasser immédiatement de votre esprit.

Deuxième étape : accepter et agir
Si l'on rumine, c'est avant tout à cause d'un souci. Accepter que le problème existe et qu'il ne s'agit pas d'une vue de l'esprit est un premier pas. Lorsque l'on passe ses nuits (et parfois ses journées) à ressasser, on finit par être en colère contre soi-même. À la colère, suis l'agacement et cet état d'âme négatif ne fait qu'amplifier le désarroi. L'acceptation des problèmes, comprendre que la rumination n'est pas le souci, mais seulement une manifestation de celui-ci permet de se redonner une forme de courage. Accepter que les ruminations ne soient qu'un signal, un indicateur et donc ne pas les rejeter, mais plutôt les accepter avec bienveillance permet de retrouver une certaine motivation.

Une fois cette motivation retrouvée, on peut enfin se concentrer réellement sur le problème qui occupe nos pensées et lui chercher une solution. Pour cela, on peut commencer par un exercice tout simple qui est l'écriture. Essayer de matérialiser votre souci en l'écrivant noir sur blanc. Raconter votre problème, détaillez-le autant que possible.

Pourquoi faire cet exercice alors que l'écriture n'est pas forcément votre mode de fonctionnement habituel, et que vous n'aimez pas écrire ? La réponse est très simple et démontre l'efficacité de cette technique.

Première possibilité : vous n'arrivez pas à matérialiser le souci. Il est alors fort probable que votre problème ne soit en fait qu'une chimère ou bien qu'il soit moins important que vos ruminations ne le laissent paraître. En fait, les faux problèmes résistent rarement à l'exercice de l'écriture.

Deuxième possibilité : vous écrivez et faites une belle description bien détaillée du problème. Vous avez alors effectué une bonne base pour sa résolution. Pour illustrer mes propos, je ne résiste pas au plaisir de citer Albert Einstein qui disait :

« Donnez-moi 1 heure pour sauver le monde, je passerai 59 minutes à définir le problème et 1 minute pour trouver la solution ».

À ce stade, soit votre problème est inexistant ou futile et vos ruminations vont s'envoler devant l'inexistence du souci. Soit vous avez toutes les cartes en main pour résoudre le problème et faire disparaître les ruminations qui lui sont liées. Il ne reste alors plus qu'à agir, rechercher des solutions réelles et mettre en place un plan d'action pour éliminer le problème.

La dernière étape pour se libérer des ruminations est plus générale. Elle est utile, voire indispensable pour d'autres domaines que celui des ruminations, puisqu'elle va permettre de mieux maîtriser l'ensemble de nos comportements et de nos relations. Cette étape est une base essentielle au développement de notre bien-être général.

Gérer les émotions et les états d'âme

Pour se débarrasser d'un mal-être psychologique ou pour optimiser son bien-être, apprendre à gérer ses expériences émotives est une étape indispensable. Si nous souhaitons progresser vers ce sentiment de plénitude et de bonheur, nous ne pouvons pas nous laisser submerger par nos états d'âme.

Une très mauvaise idée
Lorsque l'on parle de gestion d'émotion, on a vite tendance à penser qu'il s'agit de les refouler ou de les faire disparaître. Que ce soit en Orient ou en Occident, depuis très longtemps, on incite avant tout à masquer et à enfermer les émotions et les états d'âme. Par pudeur ou parce que l'on considère que c'est une faiblesse il est convenu que les émotions ne doivent pas se montrer ou s'exprimer. Depuis des siècles, les émotions ont donc une connotation plutôt négative. Dans l'antiquité, Platon considérait qu'elles étaient une perversion de la raison.

Aujourd'hui encore, notre tendance à vouloir refouler nos émotions est toujours présente. Masquer ce que l'on ressent nous semble être normal. Pourtant, les scientifiques expliquent maintenant parfaitement le phénomène émotionnel. Nous savons comment il se crée, dans quelle partie du cerveau il apparaît. Nous connaissons son évolution et nous savons à quoi il sert.

Nous l'avons vu au début de ce chapitre, les émotions sont des phénomènes normaux et utiles. Elles sont certainement l'une de nos armes les plus efficaces pour notre survie et celle de notre espèce. Elles font partie de nous et vouloir s'en débarrasser est tout simplement impossible. Quant à les refouler, cela n'a pas beaucoup plus de sens.

Il faut savoir que lorsqu'on ferme la porte au nez aux émotions et aux états d'âme, ils ont une fâcheuse tendance à rentrer par la fenêtre. La moindre ouverture sera un boulevard pour que nos émotions circulent et se libèrent. Si l'état d'âme que l'on a voulu enfermer arrive à se faufiler et à s'exprimer, il va très rapidement ouvrir la porte en grand et libérer un flot intense d'expériences émotives qui pourtant n'existait pas au départ. Même refoulés au plus profond de nous, les émotions et les sentiments continuent d'exister et feront de plus en plus de bruit pour arriver à sortir.

Vouloir enfouir ses états d'âme et ne jamais les laisser s'exprimer est certainement l'un des meilleurs moyens pour développer des troubles du comportement. On sait par exemple que les personnes atteintes d'alexithymie qui est un trouble de l'identification et de l'expression des émotions ont un risque accru de souffrir d'anorexie, de boulimie, de dépression, mais aussi de dépendances aux substances comme l'alcool et les drogues.

Refouler les émotions c'est aussi refouler une partie de sa personnalité. Sans émotion, il n'y a pas de créativité. Combien d'auteurs ont écrit des poèmes magnifiques alors qu'ils étaient sous l'emprise de la tristesse ou de la mélancolie ? Combien de personnes sont devenues violentes parce qu'on les a empêchées d'exprimer leur colère lorsqu'elles étaient enfants ? Combien d'artistes ont peint des tableaux exceptionnels parce qu'ils se sont laissés subjuguer par la beauté d'un paysage ou d'un coucher de soleil ?

Toutefois, si refouler totalement ses émotions est une très mauvaise idée, leur laisser une pleine liberté n'en est pas une bien meilleure.

La mise en place de traitement basé sur une libération totale des émotions a déjà été testée. En soumettant notamment des personnes à tempérament violent à différentes situations d'agressions, les scientifiques cherchaient à démontrer que l'on pouvait éliminer ce trouble du comportement. Il ne semble pas que ces expériences aient rencontré un franc succès. Dans certains cas, cela aurait même produit l'effet contraire à celui recherché.

De plus, laisser libre cours à ses états d'âme en permanence serait inimaginable dans notre société. Nous sommes obligés de contenir l'expression de nos émotions pour maintenir des relations sociales cordiales. Imaginez-vous exploser de colère en plein milieu de la rue, ou ruiner une soirée entre amis parce que vous avez vu un escargot écrasé et que cela vous rend triste.

Le refoulement d'émotion est une pratique partagée par la plupart des gens. On a souvent l'impression qu'exprimer ses émotions n'est pas un comportement normal. On fait en sorte de garder pour soi ses états d'âme et on essaie de contrôler pour ne pas embêter nos proches ou pour ne pas se sentir faible.

Gérer la tristesse ou l'irritabilité n'est pas une mince affaire. Malgré nos efforts, à certains moments, il fallait que ça sorte. Alors bien souvent, lorsque les larmes nous submergent, on file se cacher. On s'isole pour que l'on ne repère pas notre tristesse. Pour l'irritabilité, c'est plus compliqué. Il faut conserver une certaine maîtrise, mais malheureusement cela n'est pas toujours possible et forcément on devient désagréable.

J'ai compris, à force de recherche et d'expérimentation que le meilleur moyen de gérer mes émotions n'était pas de les maintenir cachées en permanence. J'ai pu ainsi apprendre peu à peu à conserver le contrôle de mes sentiments et de mes émotions sans pour autant les refouler ou exploser. Cela demande avant tout de prendre conscience de ce besoin d'émotions ainsi qu'un travail régulier sur soi-même. Mais le jeu en vaut la chandelle. Cela ne résout pas tout et ce n'est pas un aller direct pour le bonheur, mais c'est une étape importante pour un développement harmonieux, pour avancer sur le chemin du bien-être.

Gérer n'est pas réprimer

Si refouler ou libérer totalement ses émotions ne sont pas des moyens très efficaces, comment peut-on faire pour tout de même gérer son état émotionnel ?

Il existe plusieurs méthodes qui ont fait leurs preuves. Néanmoins, il faudra toujours un peu d'adaptation à votre personnalité, à vos besoins ou à votre état.

Ces méthodes demandent un peu de pratique. Les effets ne sont pas immédiats. Avec un peu d'habitude elles deviennent par contre très efficaces et très simples.

Apprendre à contrôler sa respiration est une technique très intéressante pour gérer ses états émotionnels. Très utilisé dans de nombreuses disciplines, la respiration contrôlée est un formidable « canalisateur de mental ». Ces méthodes bien souvent issues du yoga permettent d'accueillir les états d'âme d'une manière beaucoup plus souple, de pouvoir les exprimer sans se laisser totalement submerger.

La première étape de cette méthode est d'apprendre à « respirer par le ventre ». En pratiquant la respiration abdominale, on permet au corps d'absorber plus d'oxygène et l'on oblige le cerveau à se fixer sur son souffle.

Voici le descriptif de la technique :

-> poser une main sur votre abdomen.

-> Inspirez par la bouche en envoyant l'air directement dans le ventre. Votre abdomen doit se gonfler, votre main se déplace et votre poitrine ne bouge quasiment pas.
-> Avant d'arriver au blocage de l'inspiration, expirez en relâchant le ventre, sans forcer. Il s'agit juste de laisser sortir l'air sans chercher à l'expulser.
-> Avant d'arriver au blocage de l'expiration, inspirez en gonflant le ventre.
-> Commencez par un cycle de dix respirations puis augmentez petit à petit.

Un élément important est qu'il ne doit exister aucun point d'arrêt dans votre respiration, aucun blocage ni à l'inspiration ni à l'expiration. Respirez tranquillement, lentement et sans forcer. Au fur et à mesure de vos respirations, laissez monter vos émotions et vos sentiments. Il se peut que les larmes vous viennent, laissez-les couler, laissez vos émotions circuler, accueillez-les avec bienveillance. Ce ne sont pas des ennemis.

Lorsque vous maîtrisez la technique de base, vous pourrez commencer à varier la vitesse. Noter les modifications que cela entraîne sur vos émotions. Que se passe-t-il lorsque vous accélérez le rythme ? Et lorsque vous le ralentissez ? Repérez ces changements et également le rythme où vous sentez le mieux, celui où vous avez l'impression que vos états d'âme glissent sur vous sans que vous ayez à forcer. Il n'y a aucun refoulement, juste votre souffle qui laisse votre esprit profiter de l'émotion sans non plus que vous soyez submergé.

Par la suite, lorsque vous devrez gérer une émotion rapidement, vous n'aurez qu'à utiliser ce rythme pour l'accueillir calmement et la laisser s'exprimer sans pour cela vous sentir submerger. Vous pourrez par exemple ressentir la tristesse sans pour autant éclater en sanglots ou bien gérer votre agacement et utiliser la réaction la plus appropriée à la situation sans refouler la colère d'une manière forcée.

Une autre technique intéressante est de faire appel à la réflexion et à l'écriture. Cette méthode est également très simple et ne demande que de la pratique. L'idée est de réfléchir sur soi-même et sur nos réactions à nos émotions. Si j'ai vécu une situation de colère, j'essaie d'analyser ma réaction du moment pour en tirer des enseignements sur la cause première de ma colère. Imaginons que je me sois mis en colère contre quelqu'un pour une simple broutille, au premier abord la cause de mon énervement est la broutille. Mais si je réfléchis, il se peut que je m'aperçoive que je me suis emporté bien vite au vu de la situation. Si je continue ma réflexion, je vais sans doute voir qu'en fait je suis agacé depuis un moment à cause de toute autre chose.

Analyser les différentes expériences émotionnelles que nous rencontrons tout au long de nos journées permet de porter plus d'attention sur leurs causes réelles et ainsi de mieux gérer nos réactions. Cette réflexivité pourra nous permettre peu à peu de mieux nous maîtriser sans avoir besoin de refouler nos états d'âme. Avec l'habitude, ce travail de réflexion sera de plus en plus rapide et se fera naturellement au moment même où l'émotion apparaîtra.

L'autre volet de cette méthode est l'écriture. En fait, il s'agit d'un moyen pour renforcer l'efficacité de la technique. Écrire pousse à une réflexion plus intense. Chercher des mots à coucher sur le papier ou à taper sur son clavier donne plus de force à la verbalisation. C'est en quelque sorte l'idée du journal intime dans lequel on raconte ses journées. La différence étant qu'ici on raconte les émotions que l'on a vécues, les réactions que l'on a eues et celles qui finalement nous paraissent plus adaptées. L'écriture donne plus de substance à nos réflexions ainsi qu'une matérialisation plus importante de leur objet.

L'idée du journal que l'on tient chaque jour peut paraître désuète ou enfantine, mais elle est extrêmement efficace. Recommandée par de nombreux psychologues, l'écriture de l'analyse de ses états d'âme permet de rentrer un peu plus en soi et de mieux comprendre ce que l'on ressent et ce dont nous avons besoin.

Après ces deux techniques, voici une dernière astuce d'une simplicité enfantine, mais dont le pouvoir sur les émotions est assez exceptionnel. Nous l'avons vu, nos expériences émotionnelles ne sont ni nos ennemis ni nos amis. Elles sont simplement une manifestation de notre corps et de notre cerveau pour nous indiquer une réaction face à une situation, une réponse à un besoin. La peur répond au besoin de fuir, car nous sommes en danger, la joie nous manifeste qu'un besoin important est satisfait… Nos émotions sont donc là pour nous guider. Une bonne façon de les gérer, de ne pas les laisser prendre toute la place est donc de les remercier. Lorsque vous sentez l'émotion monter, dites-lui merci, éprouvez de la gratitude envers elle. Le simple fait de dire merci, de reconnaître l'importance de l'émotion vous permettra de contrôler son intensité et donc d'adopter la meilleure réaction possible. Simple, mais très efficace, la technique du merci sincère et rempli de gratitude facilitera grandement la gestion de vos émotions.

Je pourrais ici vous parler d'un grand nombre de méthodes de gestion des émotions, mais les trois que je vous ai présentées me paraissent amplement suffisantes pour obtenir de très bons résultats. Elles demandent de l'entraînement, mais ont l'avantage de pouvoir être pratiquées facilement et quasiment n'importe où en peu de temps. Bien sûr, si vous souhaitez allez plus loin dans ce travail si important qu'est la gestion des états d'âme, vous pouvez vous diriger vers de nombreuses disciplines qui vont de l'hypnose à l'EFT[1] en passant par la sophrologie ou l'EMDR[2]. Dans ce cas, trouver un praticien de qualité est indispensable, car le travail sur les expériences peut être perturbant s'il n'est pas adapté à votre personnalité. L'objectif de ce livre étant de vous guider afin que vous trouviez votre propre chemin vers le bien-être et le bonheur, je préfère vous présenter une voie plus simple et plus facilement praticable seul.

Cette première étape qu'est l'apprentissage de la gestion des émotions et la découverte de leur utilité est un grand pas à effectuer. Comprendre le mécanisme de nos états d'âme, savoir les reconnaître et les analyser est une première marche importante à franchir afin de pouvoir s'engager plus avant sur le chemin de ce que je nomme le mieux-être et que d'autres appelleront le bonheur. Mais dans notre objectif de libération de notre potentiel de bien-être, ce n'est qu'une marche et il en reste plusieurs autres à gravir pour atteindre un état ou nous nous sentirons pleinement heureux.

---

1 - L'EFT : (Emotional Freedom Techniques) est une technique de libération émotionnelle. Il s'agit d'une sorte d'acupression pour libérer les émotions négatives.

2 - L'EMDR : Eye-Movement Desensitization and Reprocessing ou Désensibilisation et Retraitement par les Mouvements Oculaires est une approche de psychothérapie qui utilise la stimulation sensorielle, soit par le mouvement des yeux soit par des stimuli auditifs ou cutanés.

L'estime de soi, une mine d'or intérieure

Parce que j'ai échoué plus souvent qu'à mon tour, je dois bien l'avouer je n'ai pas toujours été très fier de moi. De nature, l'amour envers soi-même, la valorisation personnelle n'est pas une faculté qui est particulièrement développée chez moi. J'y travaille et je fais chaque jour de gros progrès. Les problèmes d'estime de soi sont des maux très communs et des milliers de gens passent des années à se dévaloriser. Se sentir nul et incapable est un état d'âme particulièrement destructeur. Quand il arrive à occuper trop de place, ce sentiment vous attire tout droit dans le trou noir du mal-être. Pour vous et moi qui cherchons à être heureux, à trouver le Graal du bonheur, le manque d'estime de soi est un boulet très lourd à traîner. Sans estime de soi, nous ne pouvons pas connaître réellement le bien-être. Ce sentiment de nullité et d'incompétence écrase toutes les bonnes choses qui devraient nous rendre heureux. La difficulté à entreprendre n'importe quelle action nous enferme dans l'immobilisme le plus total. Rassurez-vous cela se soigne. Si aujourd'hui vous lisez ce livre, c'est que j'ai pu dépasser certains blocages et faire grandir ma confiance en moi. Tout le monde peut le faire, que l'on soit troublé psychologiquement ou en parfaite santé, le travail sur l'estime de soi est indispensable pour avancer vers le bonheur.

L'estime de soi est un mélange de sentiments

L'estime de soi est un concept à plusieurs branches qui englobe plusieurs sentiments que nous avons sur nous-mêmes. L'estime de soi touche tous les domaines de notre vie et son degré peut être différent dans chacun d'eux. Nous pouvons avoir une forte estime de nous-même dans le domaine professionnel et nous sentir totalement nul dans notre relation aux autres. Nous pouvons oser et prendre des risques dans nos loisirs et être incapables de la moindre initiative au travail. L'estime que nous avons de nous peut aussi se révéler très instable et se disloquer à la moindre difficulté.

Trois sentiments font partie de ce que l'on nomme l'estime de soi. Lorsque l'on parle d'estime de soi, on distingue l'amour de soi, le respect que l'on se porte et la confiance en soi. Chacun de ses trois sentiments doit être présent pour développer une estime de soi harmonieuse qui nous permet de nous élever vers plus de bien-être.

L'amour de soi

Est-ce que vous vous aimez ?

Dans bien des cas, la réponse à cette question est négative. Lorsque l'on travaille pour améliorer ce ressenti, cela vient petit à petit, mais c'est souvent difficile. Pourtant l'amour que l'on se porte est absolument essentiel si l'on veut ne serait-ce qu'espérer être heureux. Comment voulez-vous connaître le bonheur si vous ne vous aimez pas ?

Nous avons tous des défauts. Nous avons tous nos travers et nos démons. Est-ce que cela doit nous empêcher de nous aimer ? S'aimer soi-même est différent d'aimer ce que l'on souhaiterait être. Parfois, la vie fait que certains de nos buts et de nos idéaux sont inaccessibles. Est-ce que cela doit nous empêcher de nous aimer ?

Sans amour de soi, comment pourrait-on vivre heureux ? Comment pourrait-on éprouver du plaisir à vivre ?

Pour les psychologues, s'aimer soi-même c'est être capable d'admettre que l'on est important, que l'on a une valeur, c'est protéger son intimité, sa santé. C'est aussi connaître ses intérêts, ses besoins et chercher à les satisfaire.

Vous aimez quelqu'un d'autre ? Alors pensez-vous normal de trouver que quelqu'un d'autre est plus important que vous-même ? Vous aimez votre conjoint, vous aimez vos enfants et pourtant ils ont sûrement des défauts. Est-ce que cela vous empêche de les aimer ?

La psychiatre américaine Élisabeth Kubler-Ross a dit : « *La leçon la plus importante pour chacun de nous est celle de l'amour inconditionnel, tant envers les autres que pour nous-même.* » Oui, l'amour doit être inconditionnel. J'aime mes proches avec leurs défauts et leurs qualités. Dire à quelqu'un « je t'aimerais à condition que tu fasses ceci ou que tu sois comme cela » est difficilement concevable. Si l'on aime, on prend le bon et le moins bon. Si l'on met comme condition à l'amour la suppression du moins bon, c'est que l'on n'aime pas vraiment. Si l'amour des autres est inconditionnel pourquoi en serait-il différemment pour nous même ? L'amour que l'on se porte n'a rien à voir avec les défauts ou nos erreurs.

Bien sûr, parfois on finit par moins apprécier certaines choses en nous. Il peut arriver que certaines de nos actions entament l'amour que nous nous portons. N'avez-vous jamais pardonné l'un de vos proches ? Ne pardonnez-vous pas leurs erreurs à vos enfants ? Pourquoi serait-ce différent envers vous-même ?

« *Ceux qu'on aime, on ne les juge pas.* » Jean-Paul Sartre

Aimer les autres est important. S'aimer est indispensable. Évitez de vous juger. Pour profiter pleinement de la vie, il faut être capable de faire abstraction de nos complexes, de nos défauts et de nos erreurs et s'aimer inconditionnellement. Ne pas s'aimer c'est se couper de la joie, du sentiment de plaisir et du bonheur. Et puis comment aimer les autres vraiment si l'on ne s'aime pas ? Peut-on donner ce que l'on n'a pas ?

L'amour que l'on se porte à soi-même se forge tout au long de notre existence. Il se forme lorsque nous sommes enfants et dépend beaucoup du regard des autres et de l'amour que l'on nous a donné. Les erreurs de ceux qui nous éduquent, les échecs que l'on rencontre dans notre vie altèrent l'amour que l'on se porte. Mais au fond de nous-mêmes, il reste toujours un peu d'amour, il est simplement parfois bien caché. Le libérer et lui permettre de revenir au grand jour nous permet de rencontrer la joie. Le développer chaque jour nous ouvre les portes du bien-être et nous offre la possibilité de rendre nos proches plus heureux. Ceux qui vous aiment veulent vous voir rempli de bonheur. Apprendre à s'aimer soi-même c'est se permettre d'être heureux, et ainsi pouvoir transmettre ce bien-être aux autres.

Image de soi

L'image que nous avons de nous-mêmes est souvent différente de celle que voient les autres. L'image de soi est une représentation mentale de nos capacités et de notre physique. Cette représentation est régulièrement peu réaliste, mais elle reste tout de même ancrée en nous. Cet ancrage résiste d'ailleurs souvent à la démonstration. La logique ne suffit pas à modifier notre manière de nous voir dans ce miroir déformant.

Je suis beau, je suis moche, je suis bête, je suis malin, je suis méchant ou gentil. La manière dont nous nous imaginons conditionne grandement notre aptitude à rencontrer le bien-être. Difficile d'être heureux lorsque l'on se trouve trop gros, stupide, incapable et méchant. Sans aller jusque-là, le moindre sentiment négatif que nous avons envers nous-mêmes peut vite prendre des proportions destructrices. Le complexe d'infériorité, ou le sentiment de ne rien valoir sont des blocages qui limitent fortement notre accès au bien-être.

Les complexes et la mauvaise impression de soi arrivent très vite. Cela est même plus marqué en France que dans d'autres pays. Ceci explique peut-être que nous sommes parmi les premiers consommateurs mondiaux d'antidépresseurs. Culturellement, nous avons une grande propension à la critique. Des études ont d'ailleurs démontré que nous sommes en moyenne exposés huit fois plus à des critiques qu'à des attentions positives. Dans la langue française, il existerait environ 25 % de plus de mots exprimant des émotions négatives par rapport aux positives. Toutes ces critiques que nous allons rencontrer tout au long de notre vie vont bien évidemment influencer fortement l'image que nous avons de nous-mêmes. Lorsque nous sommes enfants, l'image que nous renvoie nos parents et nos éducateurs à une importance capitale puisque nos références vont s'établir par rapport à ces modèles. L'enfant qui sans cesse est dévalorisé par ses parents ou ses professeurs aura le plus grand mal à conserver une représentation positive de lui-même.

Remettre du positif dans notre esprit est une obligation pour se sentir mieux. Avec une image de soi négative, il est impossible de profiter pleinement du moment présent. On remet systématiquement en question toutes nos actions, tous nos sentiments. Cela entraîne un profond manque de confiance en soi dont nous parlerons dans quelques lignes. Dans cette situation, tout est prétexte à se sentir complexé. L'ouverture aux autres devient alors particulièrement difficile. Comment entretenir de bonnes relations sociales alors que l'on se dévalorise sans cesse et que l'on est persuadé d'être en dessous de tout ? Étant incapable de nous plaire à nous même, il nous paraît inconcevable que nous puissions plaire ou intéresser les autres.

Il est vrai que lorsque l'on a souvent échoué ou que l'on nous a souvent rabaissés notre niveau d'estime de soi se situe rarement au-dessus de nos chaussettes. On est abattu par une image négative dont nous avons un mal de chien à nous défaire. L'échec est un vecteur puissant d'une image négative surtout s'il est amplifié par les critiques et les remarques négatives de nos proches ou des personnes dont on pense qu'elles nous sont supérieures. Cela devient une seconde nature, tout ce que l'on fait est mal, nous ne sommes jamais capables de réussir, on n'intéresse personne. Ces pensées qui deviennent souvent des ruminations occultent tout le reste. Rien ne semble pouvoir nous faire changer d'avis sur nos capacités ou sur notre apparence. On se dégoûte parfois, d'autres fois nous sommes en colère, mais la plupart du temps c'est la tristesse qui prend le dessus. Nous vivons cernés par des émotions négatives. Pensez-vous pouvoir être heureux en ne ressentant que ce type d'émotions ? Cela paraît improbable. Sans un changement radical de la représentation que nous avons de nous-mêmes, le bien-être restera hors de notre portée. Intégrer cette idée est déjà une grande avancée.

Confiance en soi

Dernier pilier de l'estime de soi, la confiance que l'on se porte fait à elle seule l'objet de nombreux ouvrages. Ce concept est si important qu'il occulte régulièrement les deux autres aspects de l'estime de soi. Ne pas se faire confiance c'est s'interdire de vivre. Sans cesse, refouler ses envies ou ses idées simplement parce que l'on pense ne pas pouvoir les mener à leurs termes. La confiance en soi est intimement liée à l'image que l'on a de soi-même et à l'amour que l'on se porte. La confiance est une anticipation de notre capacité à agir d'une manière correcte. Lorsque la représentation que nous nous faisons de nous est négative, cette anticipation est également négative. Ce sentiment est basé sur la peur à laquelle nous réagissons par la fuite et l'évitement.

Comme pour les deux éléments précédents ce que nous recevons des autres lors de notre enfance ou dans notre vie de jeune personne a une importance capitale. Bien sûr, l'une des missions des parents est de protéger ses enfants. Pourtant, la protection à outrance est un puissant annihilateur de la confiance que l'on se porte. Les répétitions trop fréquentes des « fait attention ! », « tu vas te faire mal », « tu n'y arriveras pas » ou encore « c'est trop dangereux » imprime littéralement dans le cerveau de l'enfant qu'il ne doit pas oser. En tant que parent aujourd'hui, je comprends très bien la difficulté qu'il peut y avoir à laisser ses enfants se tromper et prendre des risques. Cela demande un gros effort pour passer outre son envie de surprotéger ceux que l'on aime. J'essaie de faire des efforts, car je suis persuadé qu'à trop les protéger je les enfermerais tôt ou tard dans un manque de confiance néfaste à leur bonheur. C'est difficile. Il faut prendre sur soi, mais c'est important pour eux, pour leur développement. Il faut qu'ils apprennent à essayer et à se faire confiance.

Paradoxalement, les échecs peuvent aussi être des verrous qui enferment la confiance en soi. Lorsque l'on subit plusieurs échecs successifs, il n'est pas rare de ne plus rien tenter tant l'angoisse d'encore tout rater nous taraude. Il existe ici aussi une dimension culturelle sur laquelle nous reviendrons. En France, l'échec est humiliant, il laisse rarement la possibilité de rebondir. Dans d'autres pays, ce n'est pas le cas. Dans mon cas, échouer dans plusieurs domaines a été source de profonds blocages. Il a d'ailleurs fallu que je travaille dessus longtemps avant de réussir à écrire mon premier livre (que vous ne lirez probablement jamais et que j'ai publié sous un autre nom). Il y a même eu une rechute, je ne pensais pas être capable de recommencer et j'ai mis près de deux ans avant d'entamer l'écriture de celui que vous lisez en ce moment. Tout ça à cause de croyances limitantes totalement infondées puisque l'ayant déjà fait une fois il n'y avait aucune raison de ne pas y arriver. Mais la peur de ne pas réussir avait à nouveau pris le dessus et j'ai dû à nouveau la combattre pour enfin lancer ce projet.

Cette expérience m'a permis de prendre conscience d'un point très important concernant la confiance en soi qui est son côté temporaire et volatil. On peut très bien avoir confiance en certaines de ses capacités et pas dans d'autres. De même, la confiance que l'on ressent le lundi peut très bien disparaître le mardi. La confiance en soi n'est pas permanente, elle nécessite d'être entretenu sinon elle s'envole.

L'avantage, c'est que comme pour l'amour ou l'image de soi, la confiance que l'on se porte est un sentiment que l'on peut orienter et développer dans une direction qui nous permet de nous ouvrir au bonheur. C'est un enjeu très important pour que notre vie soit remplie d'intérêt. Ne jamais oser c'est s'enfermer bien souvent dans une vie morne et triste. Se laisser dominer par la peur de l'échec est le meilleur moyen de passer à côté des plaisirs de la vie.

L'estime de soi, fruit de l'amour que l'on se porte, de l'image que l'on a de soi et de la confiance que l'on s'accorde est un concept auquel les psychologues s'intéressent de plus en plus. Ils se sont aperçus que bien des dépressions et des troubles anxieux provenaient d'un déficit d'estime de soi. Les problèmes générés par ce manque d'estime peuvent prendre des formes très diverses.

Tourments et bienfaits de l'estime de soi

Pour ne pas être une source de tourments, l'estime de soi doit se maintenir dans une certaine stabilité. Trop faible ou trop forte, elle nous entraîne dans le mal-être ou au minimum limite notre accès au bonheur. Dans les cas les plus graves, le déficit d'estime de soi peut conduire à des dépressions très violentes et douloureuses allant jusqu'aux développements d'idées suicidaires voir jusqu'au passage à l'acte. Croyances limitantes, peur, dégoût de soi-même font rarement bon ménage avec une vie épanouie et heureuse.

Le manque d'estime de soi est un facteur de dépression et d'anxiété
Parce que je la trouve éloquente et représentative, je vais vous raconter l'histoire de Laurent dont j'ai pu lire les nombreux témoignages sur les réseaux sociaux et avec qui j'ai pu échanger quelques messages. Laurent a grandi partagé entre un père qui lui-même n'avait aucune confiance en lui, qui évitait tout ce qui

pouvait le faire sortir de sa zone de confort et une mère pour qui la critique négative est une seconde nature.

Dès son plus jeune âge, l'estime de Laurent pour lui-même a été mise à mal par les remontrances de sa mère et la peur que lui transmettait son père. Il lui a donc été impossible de développer des sentiments positifs à son propre égard.

À l'adolescence, il était si renfermé qu'il passait pour un inadapté social. Les moqueries ne se sont pas fait attendre renforçant encore son trouble. À l'âge où la personnalité se forge, ou les complexes sont si faciles à développer, il s'est enfermé de plus en plus dans sa bulle, incapable de communiquer. Déjà, on pouvait deviner une véritable phobie sociale. Évidemment, ses parents n'ont absolument pas réagi hormis les critiques de sa mère qui se sont amplifiées. Un jour, elle lui reprochait son manque d'ami, le lendemain elle lui reprochait ses mauvais résultats à l'école. Dans un dernier espoir de se faire des amis, il accepta une invitation à une fête. Il a passé la soirée à servir de souffre-douleur, encaissant toutes les vacheries dont les êtres humains sont capables. Il a fini sa scolarité très tôt, restant toujours seul au fond de la classe, cherchant par tous les moyens à se faire oublier.

Devenu adulte, son entrée dans le monde du travail est tout aussi catastrophique. Incapable de nouer une relation et se dévalorisant en permanence, il continu de souffrir en silence. Et bien sûr, rien ne s'arrange, son estime de lui-même continue de descendre, il s'enfonce dans l'angoisse et la dépression. Il est même victime de crises de panique qui ne font que renforcer ses angoisses et son sentiment d'infériorité. Pour oublier, il sombre dans l'alcool ajoutant la honte à ses différents troubles émotionnels.

Au prix d'un effort qui a dû lui paraître surhumain, il a heureusement fini par en parler. D'abord sur Facebook, dans l'un des nombreux groupes de soutien qui existe sur ce réseau social. Puis, poussé par les autres membres, il s'est décidé à consulter avant d'atteindre l'extrême limite qui l'aurait certainement conduit à l'irréparable. Ces posts sur les réseaux sont encourageants, mais que de souffrance simplement parce que personne ne lui avait appris à s'aimer et à croire en lui.

L'estime de soi et les problèmes de communication
Environ 350 ans avant Jésus-Christ, Aristote a écrit : « l'homme est un animal social. » L'importance de la communication pour l'épanouissement de l'être humain est donc loin d'être une nouveauté. Mais la nécessité de communiquer n'a de cesse de se développer. Que ce soit dans nos relations personnelles ou professionnelles, bien communiquer est une aptitude de plus en plus indispensable.

Peut-on vraiment bien communiquer lorsque l'on ne s'apprécie pas soi-même ? Peut-on être à l'aise dans une discussion lorsque l'on se sent inférieur ? Comment communiquer lorsque l'on n'ose pas aller vers les autres ?

Une notion très importante pour une communication efficace et harmonieuse est le concept d'affirmation de soi. Pour préciser ce qu'est l'affirmation de soi, il faut s'intéresser aux différentes formes de communications possibles. Il en existe trois principales et elles gouvernent nos échanges avec les autres. Selon la forme utilisée, l'échange sera plus ou moins épanouissant.

La première forme est la passivité. Nous nous laissons dominer, c'est essentiellement l'autre qui parle et qui exprime ses désirs alors que nous refoulons les nôtres. En cas de conflits, la fuite ou le silence est notre issue préférée. Ce type de communication entraîne de la frustration et des regrets. On n'a en fait rien exprimé de ce que l'on souhaitait. La communication n'a pas entraîné le moindre plaisir, bien au contraire.

La deuxième forme est l'agressivité. C'est strictement l'inverse de la passivité. On cherche à dominer l'autre, on lui laisse peu d'occasions de s'exprimer. Le ton de notre voix peut même laisser transparaître une pointe de colère. Ici non plus l'échange n'a rien d'intéressant en matière de bien-être. La relation est loin d'être harmonieuse.

La troisième forme est la communication affirmée. Le temps de parole est équitablement réparti. Chacun peut exprimer librement ses besoins et ses désirs avec respect et dans le calme. En cas de désaccord, on donne son point de vue sans se laisser écraser et sans dévaloriser l'autre. L'échange est alors agréable et constructif. La communication devient un moment de plaisir. Communiquer d'une manière affirmée est la seule voie possible pour des relations sociales harmonieuses.

Quel rapport avec l'estime de soi ? Pour être capable de faire preuve d'affirmation de soi, il faut dominer sa peur de l'autre, il faut croire en ses capacités. Si nous nous dévalorisons nous même, nous ne sommes pas en mesure de communiquer harmonieusement. Une estime de soi stable et bien dosée permet de communiquer réellement avec les autres et contenter ainsi notre besoin de relations sociales épanouies.

La boule de neige de l'échec
Échouer entraîne parfois une baisse de notre confiance en nous ainsi qu'une dévalorisation de l'image. Mais il y a dans cette

relation un fort effet boule de neige. Beaucoup d'échecs sont ainsi dus à un manque de confiance en soi.

Le simple fait de ne pas oser peut-être considérer comme un échec. Nous avons le désir de réaliser quelque chose, mais par manque de confiance nous nous laissons dominer par la crainte et nous abandonnons notre idée. Combien de projets avez-vous tués dans l'œuf simplement parce que la peur d'oser s'est révélée la plus forte ? Abandonner avant d'agir est un échec qui laisse de nombreux regrets et qui détériore l'image que nous avons de nous.

Parfois, le manque de confiance ou l'image négative que nous nous renvoyons suffit à nous faire prendre de mauvaises décisions. Parce que nos craintes nous gouvernent, nous laissons souvent d'autres personnes décider à notre place. Pourtant, nous avons la solution, mais nous n'arrivons pas à nous mettre en avant ou à la mettre en œuvre, car nous nous en croyons incapables. Cela mène souvent à un double échec. Le projet est raté à cause d'une décision inadaptée et nous échouons à surmonter notre manque de confiance.

Ceux qui réussissent d'une manière remarquable sont avant tout doués de cette capacité de confiance. Même s'ils connaissent le doute, ils arrivent à le dépasser et à avoir suffisamment d'estime d'eux-mêmes pour tenter leur chance. Ils ne se laissent pas guider par leurs craintes et sont plus aptes à prendre les bonnes décisions. L'intelligence entre peu en ligne de compte, croire en soi est bien plus important. Rencontrer des échecs fait partie de la vie, tout le monde échoue au moins une fois dans son existence, mais ceux qui ont confiance en eux, qui ne se dévalorisent pas, connaîtront sûrement plus de réussite que les autres. Dans un prochain chapitre, nous reviendrons sur cette idée et sur la notion de résilience qui est une capacité importante pour mieux réussir, quel que soit le domaine.

Le risque de se transformer en fleur
Mais que vient donc faire une histoire de transformation en fleur dans un livre sur le bien-être ?

Le manque d'estime de soi a un effet terriblement handicapant pour nous qui recherchons à vivre le bonheur et à nous sentir bien chaque jour. À l'inverse, trop d'estime de soi peut également nous éloigner de notre objectif.

Le rapport avec les fleurs ? En fait, il n'est pas si éloigné qu'il peut en avoir l'air et je vais donc vous raconter l'histoire magique du narcisse.

Le narcisse est une jolie fleur blanche ou jaune, mais dont l'origine est l'amour de soi un peu trop excessif. Un peu de rêve magique ne pouvant pas faire de mal de temps en temps, voici l'histoire de l'homme devenu fleur.

Selon la mythologie grecque rapportée par le poète latin Ovide dans « Les métamorphoses », Narcisse serait le fils du dieu-fleuve Céphise et de la nymphe Liriopé. À sa naissance, sa mère apprit qu'il vivrait longtemps, à la condition qu'il ne voie jamais son propre visage. Une fois adulte, il mit les dieux en colère lorsqu'il refusa l'amour de la nymphe Écho. La déesse Némésis l'aurait alors poussé à boire dans une source, Narcisse surprit son reflet dans l'eau et en tomba amoureux. Ne pouvant cesser de s'admirer, il se laissa mourir de langueur. Une fleur qui porte son nom aurait poussé à l'endroit de sa mort. Le narcisse était né.

Bien sûr, cette histoire n'est que mythologique, mais le narcissisme lui est un trouble bien connu des psychologues depuis de nombreuses années. Freud a développé ce concept dès 1914. Aujourd'hui, une personnalité narcissique surestime ses réalisations, pense être supérieure aux autres même si souvent il les envie. Le narcissique montre un énorme égo, un besoin maladif d'être admiré. Les personnes souffrant de troubles de la personnalité narcissique font souvent preuve de comportements arrogants et hautains. Le summum arrive avec les cas des pervers qui sont de vrais manipulateurs, souvent dangereux pour les personnes qui les côtoient et qui se laissent mener par leurs comédies. Ils n'hésitent pas pour arriver à leurs fins à exploiter les autres et à utiliser le mensonge, la violence verbale, et parfois le chantage.

Trop d'estime de soi n'est donc pas un attribut idéal. Pour nous permettre de profiter au maximum de la vie, il faut que les trois paramètres qui la composent soient équilibrés et ne s'effondre pas au moindre problème ou contrariété.

Un peu de poésie
L'amour de soi, l'image que l'on a de soi-même et la confiance en soi que l'on possède sont des notions qui ont une importance réellement capitale pour notre bien-être. Si l'une d'elles vient à faire défaut ou est trop développée, notre niveau de bonheur s'en ressent forcément.

Ce concept d'estime de soi, si important, est magnifiquement exprimé dans un poème qui explique simplement un domaine psychologique majeur. Attribué parfois à Charlie Chaplin, il semble qu'il ait plutôt été écrit par Kim McMille. Je ne peux que vous conseiller de le lire jusqu'au bout tant sa justesse est épatante. Les quelques strophes qui suivent devraient vous en convaincre.

« Le jour où je me suis aimée pour vrai, j'ai pu percevoir que mon anxiété et ma souffrance émotionnelle n'étaient rien d'autre qu'un signal quand je vais contre mes convictions.

Aujourd'hui, je sais que ça s'appelle... Authenticité. »

« Le jour où je me suis aimée pour vrai, j'ai cessé d'avoir peur du temps libre, j'ai arrêté de faire de grands plans, et j'ai abandonné les mégas projets du futur.

Aujourd'hui, je fais ce qui est correct, ce que j'aime, quand ça me plaît et à mon rythme.

Aujourd'hui, je sais que ça s'appelle... Simplicité. »

« Le jour où je me suis aimée pour vrai, j'ai cessé de revivre le passé et de me préoccuper de l'avenir.

Aujourd'hui, je vis au présent, là où toute la vie se passe.

Aujourd'hui, je vis une seule journée à la fois.

Et ça s'appelle... Plénitude. »

« Le jour où je me suis aimée pour vrai, j'ai compris qu'en toutes circonstances,

J'étais à la bonne place, au bon moment, et alors, j'ai pu me relaxer.

Aujourd'hui, je sais que ça s'appelle... Estime de soi. »

Un plan pour développer l'estime de soi

Il y a peu de chance qu'une personnalité narcissique s'intéresse à ce livre. Elles sont bien souvent trop imbues d'elle-même pour consulter un livre qui se veut une aide dans la recherche du bien-être. Elles sont donc écartées de mon plan pour développer l'estime de soi.

Pour les autres, ceux qui souffrent de mésestime de soi, ou qui souhaitent simplement renforcer leur capital, cette partie vous concerne. Lorsque comme moi l'on s'intéresse au développement personnel et que l'on se met à lire tout ce que l'on trouver sur la dépression, l'anxiété, le bonheur, et la psychologie, on finit forcément par comprendre que les problèmes d'estime de soi peuvent s'avérer particulièrement épineux.

Pour un grand nombre de gens qui passent le test de l'échelle d'estime de soi, développé par Morris Rosenberg, l'évaluation se situe à : « très faible ». Soyons clairs, se dégoûter soi-même tellement on a l'impression d'être nul et arriver à un niveau de confiance proche de zéro est quelque chose d'assez courant. Il est pourtant tout à fait possible d'y remédier si l'on se donne la peine d'y travailler. Prendre du temps pour réfléchir à cet état et agir pour en sortir est un premier pas vers de gros progrès. La première étape étant d'accepter que l'on puisse se retrouver dans cette situation et de laisser tomber les faux semblants et les fanfaronnades qui ne servent qu'à masquer les difficultés.

Certains exercices techniques qu'il faut parfois se forcer à pratiquer en pensant qu'ils ne serviront à rien finissent souvent par porter leurs fruits assez rapidement. Cela permet d'avancer de plus en plus et de progresser sur l'échelle de Rosenberg.

Stopper la dévalorisation
La première clé de la faible estime de soi, c'est que l'on a une image très négative de ce que l'on est. On se trouve nul, gros ou trop maigre, inintéressant et bien d'autres qualificatifs tous moins agréables les uns que les autres. Pour faire remonter son estime de soi, la première étape est donc d'apprendre à se respecter et à se voir « du bon côté ». Il ne s'agit pas de

positivisme à outrance, dans lequel on vous dit de vous répéter à longueur de journée que vous êtes le meilleur ou le plus beau. Non, il faut simplement faire l'effort de se voir comme l'on est réellement avec ses défauts, mais aussi ses qualités, ses échecs et ses réussites. Pour cesser de se dévaloriser, il faut également apprendre à relativiser pour que nos défauts ne prennent pas le dessus. L'esprit humain est ainsi fait qu'il donne toujours au négatif une importance supérieure au positif. Le cerveau garde beaucoup plus facilement en mémoire les expériences et les émotions négatives. Ils semblent que cela soit lié à la manière même dont notre cerveau enregistre ces phénomènes. Ainsi les évènements qui représenteraient un danger et qui se traduisent donc par des émotions et des sentiments négatifs seraient reconnus et mis en mémoire plus vite et plus intensément que les autres. Relativiser est donc important pour laisser plus de place au positif alors que notre génétique nous pousse à l'inverse.

Un exercice simple qui permet souvent de relativiser rapidement nos pensées négatives est le « pourquoi - et alors - est-ce que c'est sûr ». Il consiste, lorsque l'on est en proie à une pensée qui nous dévalorise à se poser les questions pourquoi et alors (sous-entendu : qu'est-ce que ça fait ou qu'est-ce que ça change) et de s'assurer de la véracité. Un exemple que vous pouvez facilement adapter pour la pensée dévalorisante, mais très fréquente : « je suis nul(le) ».

- Je suis nul(le).
- Pourquoi ?
- Parce que j'ai mal réussit mon examen.
- Et alors ?
- Je vais avoir une mauvaise note.
- Est que c'est sûr ?

- Non puisque je n'ai pas encore été noté(e).
- Et alors ?
- Je ne suis pas sûr(e) d'avoir mal réussi.
- Et alors ?
- Je ne suis pas forcément nul(le), en fait je ne sais pas.
- Et alors ?
- Je m'imagine que je suis nul(le), c'est juste une pensée.
- Pourquoi ?
- Parce que j'ai peur de rater l'examen.

Voici comment en quelques interrogations on peut faire passer son esprit d'une pensée dévalorisante à la reconnaissance d'une simple émotion toute naturelle. Cela permet de relativiser le sentiment négatif que l'on avait au départ et de prendre conscience d'une émotion qui peut passer très rapidement.

S'aimer soi-même
Si l'on arrive à cesser de se dévaloriser en permanence, on va permettre à notre esprit d'envisager de s'aimer. Ne pas s'imaginer comme la pire des créatures et être capable de se voir tel qu'on est réellement renforce l'amour propre. Il faut malgré tout franchir une étape supplémentaire qui est l'acceptation de ses défauts. Nous en avons tous. Certains ne nous marquent pas, mais d'autres sont vraiment présents et posent problème. Il faut arriver à prendre en compte le fait que nous sommes souvent très ou trop exigeants avec nous-mêmes. Il arrive que nous nous détestions à cause d'un défaut que nous acceptons parfaitement chez les autres. C'est souvent le cas chez les gens complexés par un problème physique. Les personnes en surpoids sont fréquemment dans ce cas. Elles ne supportent pas leur aspect, elles se trouvent hideuses au point de ne pas s'aimer. Elles craignent le jugement des autres, et se torturent l'esprit avec

leurs kilos en trop. Un exemple de raisonnement logique similaire à l'exercice du « pourquoi - et alors » pourrait ressembler à ceci :

- Est-ce que je connais d'autres personnes en surpoids comme moi ?
- Oui.
- Est-ce que l'aspect de ces personnes me dégoûte ?
- Non.
- Est-ce que ces personnes ne valent rien à cause de leur surpoids ?
- Non, bien sûr que non.
- Est-ce que ces personnes ne sont pas dignes d'être heureuses et d'avoir des amis parce que leur poids est trop important ?
- Non.
- Est-ce que j'aime mes amis ou mes proches qui sont en surpoids ?
- Oui.

Cela peut paraître simpliste pourtant ce type de suivi de raisonnement est diablement efficace. Il force notre esprit à se rendre compte que nos pensées sont totalement contradictoires et embrouillées. Il nous démontre que nous sommes plus exigeants envers nous qu'envers d'autres personnes qui sont dans un cas similaire au nôtre.

Un autre élément important pour retrouver l'amour de soi est d'arrêter de se comparer aux autres. Nous devons apprendre à être nous, à vivre à notre manière, avec nos moyens qu'ils soient physiques, intellectuels ou encore financiers. Passer son temps à regarder ce que les autres ont et ce qu'on n'a pas est un bon moyen de finir par se haïr.

Si nous voulons retrouver ou améliorer l'estime pour nous même, nous devons comprendre que l'amour ne peut pas être conditionné. Il faut que cela soit imprimé au plus profond de nous. Aimons-nous nos proches parce qu'ils font ceci ou cela ? Aimeriez-vous moins vos amis s'ils subissaient un échec ? Penseriez-vous que vos enfants ne mériteraient pas votre amour s'ils étaient trop petits ou trop gros ou pas assez bon à l'école ? Bien sûr que non. L'amour ne souffre pas de conditions et il doit en être de même pour l'amour que l'on se porte à soi-même. Nous devons reconnaître nos défauts, mais aussi, et surtout nos qualités. Cela demande du temps et du travail et c'est loin d'être facile, mais c'est nécessaire si l'on veut se sentir bien.

Osez, c'est bon pour la santé
Dernier volet de l'estime de soi, la confiance que l'on se porte peut aussi se développer. Si elle vient en dernier dans ce triptyque, c'est parce qu'elle est dépendante des deux précédente. Difficile d'avoir confiance en ses capacités lorsque l'on ne s'aime pas et que l'on se dévalorise à tout bout de champ.

Ici encore, l'idée n'est pas de se forcer à penser positif. Plus simplement, il s'agit de pratiquer un optimisme réaliste. Cette idée est développée par les thérapeutes pratiquant la psychologie positive. On peut parfaitement être optimiste sans occulter les écueils que l'on rencontre. On peut parfaitement reconnaître que parfois tout ne va pas bien, mais penser que les choses peuvent s'améliorer. Pour développer cet optimisme et la confiance qui lui est liée, il faut retrouver et développer sa capacité à oser. Souvent, lorsque l'on manque de confiance en soi on n'ose plus rien. On se cache le plus possible, on essaie d'être transparent. Ne pas se mettre en avant devient une spécialité. Prendre des initiatives n'est absolument pas concevable tant nous avons la crainte de ne pas être à la hauteur.

La bonne nouvelle c'est que développer son aptitude à oser se travaille. Cela demande de l'entraînement, mais c'est un entraînement qui paye. Quelques exercices peuvent rapidement permettre de progresser et de développer la confiance. N'oublions pas que le manque de confiance est avant tout une peur et que comme toute peur elle est avant tout une émotion que l'on peut gérer.

Faire face à la peur d'oser est un problème qui peut souvent se régler assez rapidement. Le raisonnement logique est d'une grande aide. Se questionner sur les avantages et les inconvénients d'une action permet d'oser d'une manière réfléchie et de bloquer la peur et son effet limitant. Posez-vous la question suivante : que peut-il se passer ? Cette question doit intervenir de trois façons différentes. La première partie est : que va-t-il se passer si je ne fais rien, qu'elles seront les conséquences négatives ? Ici, vous listerez les conséquences de votre inaction. Qu'allez-vous perdre si vous n'osez pas agir ? La deuxième étape : « que va-t-il se passer si j'échoue ? » Quels sont les risques si j'ose et que ma tentative est un échec ? La situation sera-t-elle vraiment pire que si je ne fais rien ? La dernière étape est : que va-t-il se passer si je réussis ? Quels bénéfices vais-je en retirer ? Ma situation va-t-elle s'améliorer ?

Cette manière de raisonner à un double but. Le premier est bien sûr de déterminer si vous avez intérêt à agir. Si les inconvénients de l'échec l'emportent sur les avantages de la réussite, il vaut peut-être mieux envisager une autre action. Idem si la réussite ne présente pas assez de bénéfices par rapport à la situation actuelle.

Est-ce que cela vaut le coût ? C'est la question qui résume la démarche.

Le deuxième objectif de la méthode est de jouer sur notre psychologie. L'ordre des questions n'est pas anodin. La plupart des spécialistes pensent que la peur de perdre l'emporte souvent sur l'appât du gain. Ainsi, si nous avons un objectif qui demande de prendre des risques pour être atteints, il faut que le gain soit très élevé pour que nous passions à l'action. C'est pour cela que la première question à se poser est : « que va-t-il se passer si je n'ose pas ? » Mettre en avant le risque de perte lié au renoncement, donne un poids supplémentaire à l'utilité d'oser. Au milieu, avec la deuxième question, nous envisageons les risques de l'action. Enfin en dernier nous envisageons l'aspect gain en imaginant la réussite. Prendre ainsi en sandwich les risques qui provoquent la peur d'agir permettra à notre cerveau de donner plus d'importance à l'intérêt d'oser passer à l'acte.

La confiance en soi est l'un des domaines où le concept d'ancrage cher à la programmation neurolinguistique a une grande efficacité. L'idée n'a rien de compliqué, mais demande toutefois de l'entraînement et de la pratique. Il s'agit de se projeter mentalement dans une situation où nous nous sommes sentis remplis de confiance en nous, prêts à tout oser et tout réussir. Une fois bien imprégné de cette situation, il s'agit d'y associer un geste simple tel qu'un signe avec les doigts. Plus l'image mentale est précise et forte et plus l'ancre sera puissante. Par la suite, lorsqu'une situation ou le manque de confiance se présentera, il suffira de refaire ce geste pour que l'ancre fasse son effet et provoque une amélioration de notre état.

La confiance en soi est une attitude puissante que nous devons développer pour améliorer notre sentiment de bien-être. Il existe de nombreuses manières et exercices qui permettent de l'augmenter. Dans les chapitres qui vont suivre, cette notion de confiance en soi restera d'ailleurs en filigrane et nous verrons qu'elle se travaille à partir de différents domaines.

Je ne prétends pas avoir une solution universelle au problème de mésestime de soi. Ce livre peut d'ailleurs être considéré comme un exercice sur la confiance. J'ai osé commencer à l'écrire. L'étape suivante sera d'oser le publier. Peu à peu, j'avance sur un chemin qui mène à plus de confiance et à une meilleure image de moi-même. Les méthodes fonctionnent, mais il faut faire l'effort de les mettre en pratique.

Se réapproprier son corps

L'idée fait sans doute un peu clichée. Pourtant, je suis persuadé depuis longtemps que le corps et l'esprit doivent travailler ensemble. Mes différentes expériences sportives y sont certainement pour quelque chose. Si je me souviens bien, j'ai dû commencer les arts martiaux par le judo lorsque j'avais neuf ou dix ans. Avant, comme beaucoup de garçons à cet âge, je jouais au foot. Après quatre ans de pratique, j'ai aussi démarré la boxe française que j'ai pratiquée jusqu'à ce que la vie professionnelle m'en éloigne autour de 23 ans. J'ai repris la pratique du sport en club 10 ans plus tard avec le ju-jitsu. J'ai toujours aimé les sports de combat et les arts martiaux. J'ai eu la chance de pouvoir en découvrir et en pratiquer un grand nombre à travers des stages et des rencontres. Bizarrement, si j'étais attentif à une certaine liaison corps – esprit pendant mes entraînements, j'ai mis du temps à faire le lien entre les sensations de mon corps et mon bien-être psychologique. J'ai fini par comprendre que ma pratique sportive avait une véritable influence sur mon état général. Il ne s'agit pas seulement de se défouler, même si cela est important, mais aussi d'améliorer son mental par l'entraînement du corps.

Après avoir vécu une période assez difficile, pour aller vers plus de bien-être et améliorer ma qualité de vie, l'un des premiers pas que j'ai effectué a été de prendre rendez-vous chez un kinésithérapeute. Merci à ma compagne de toujours de m'y avoir poussé. Je souffre du dos comme des milliers de personnes en France. Un disque vertébral un peu écrasé me fait souffrir depuis une vingtaine d'années. Ceci n'arrange pas les choses quand déjà vos ruminations vous empêchent de dormir et que vous ne savez pas dans quel sens vous tourner pour arrêter d'avoir mal lorsque vous êtes couché. Après quelques séances d'exercices chez le kiné, mes douleurs sont devenues de plus en plus supportables jusqu'à ce que je ne les ressente que très occasionnellement. Cela a été une grande étape, un grand soulagement tant physique que mental. L'oubli de cette douleur m'a permis de me relancer plus activement dans mes entraînements sans en sortir avec le dos en compote.

En plus du kiné, j'ai donc démarré une petite routine matinale sur laquelle je reviendrais et dont le coté physique m'a, je pense, grandement fait progresser vers ma situation actuelle. Ma vie n'est certes pas toujours idyllique et je ne suis pas (encore) l'homme le plus heureux du monde, mais dans ma tête je me sens mieux. J'ai même accepté de faire des choses qui auraient été un véritable supplice pour il y a à peine quelques mois. Pourtant, je pratiquais les arts martiaux, mais la recherche était différente, l'efficacité en combat peut parfois se payer sur le long terme. Je ne regrette rien de ces pratiques qui m'ont apporté beaucoup. Mais avec du recul j'aurais pu mixer les approches et ne pas passer outre le bien-être corporel qui au final décuple les possibilités martiales.

Le corps et le mental : un concept éprouvé
Si vous recherchiez de la nouveauté, elle n'est pas ici. L'idée que le corps et le mental sont intimement liés et que le bien-être

total ne peut exister si l'un ou l'autre est défaillant date d'avant les calendes grecques. Les pratiques comme le yoga indien et le qi gong chinois remontent au moins à deux siècles avant Jésus-Christ. Les créateurs (multiples) de ces méthodes plusieurs fois millénaires avaient bien compris l'importance d'un travail associant le corps et l'esprit. Chaque exercice y est pratiqué en pleine concentration. Ces méthodes recherchent un développement harmonieux du corps et du mental, pour que les deux soient réellement une source de bien-être. Le travail du corps permettrait notamment de dénouer les tensions physiques qui créent des tensions psychologiques et qui empêchent l'esprit de s'élever.

Originaires de l'Inde, les premières traces du mot « yoga » datent de plus de 5000 ans, mais il semblerait que le sens de ce mot à l'époque ne soit pas en rapport avec l'activité des yogis. On trouve les premières apparitions du yoga tel que nous l'entendons dans les « Upanisads » qui sont des textes écrits dans les écoles de sagesse autour du IIVème siècle av. J.-C.. La codification réellement précise aurait quant à elle eu lieu entre le IIe siècle avant Jésus Christ et l'an 200 dans les « Yoga Sûtras », que l'on attribue à Patanjali.

Le qi gong lui est originaire de chine. Ses fondements viennent de la médecine chinoise dont on trouve des traces vieilles de 5000 ans. Issu de la philosophie taoïste, on trouve dans le « Nei Jing », un ouvrage écrit sous le règne de l'empereur jaune (2690 av. J.-C.), les premiers textes mentionnant des exercices de respirations et des exercices corporels. Différents courants se seraient ensuite créés au fil des siècles avec des tendances issues du taoïsme, du bouddhisme, et de l'hindouisme.

Une légende très connue dans les arts martiaux raconte qu'un moine bouddhiste originaire du sud de l'Inde aurait introduit dans le temple Shaolin des exercices d'étirements des muscles et des tendons pour améliorer la santé des moines. Toujours d'après la légende, ce moine nommé Bodhidharma serait le créateur de l'école de bouddhisme Chan en chine qui serait à la base du zen japonais. Il aurait également écrit un manuel de qi gong contenant la description de ces exercices, le Yi Jing Jing. Bodhidharma aurait également transmis l'art du kung-fu aux moines de Shaolin afin qu'ils se défendent face aux brigands.

Le yoga et le qi gong mettent tous les deux l'accent sur un nécessaire travail du corps afin d'être en bonne santé et de permettre à l'esprit d'atteindre un niveau de conscience supérieure. Le mental lui doit pouvoir totalement contrôler le corps jusqu'à ce qu'il soit capable de prouesses qui nous paraissent absolument impensables. Aujourd'hui, ce type d'exploits reste d'actualités et l'on peut voir régulièrement les pratiques extraordinaires de certains yogis ou de la troupe de représentation des moines chinois de shaolin.

Les Grecs et les Romains de l'antiquité vouaient un véritable culte au corps. La culture physique et le sport y étaient d'une grande importance dans la formation des jeunes. Au même titre que l'art et le travail intellectuel, le développement d'un corps vigoureux faisait partie de l'éducation. L'exercice physique et le sport faisaient d'ailleurs partie de l'éphébie, un système de formation des jeunes de dix-huit à vingt ans que l'on pourrait rapprocher d'une sorte de service national. Le but de cette éducation était de développer un physique harmonieux, de préparer les jeunes à la guerre et de leur donner une formation civique et morale.

C'est d'ailleurs après la chute de l'Empire romain que le Christianisme a développé et enseigné une sorte de mépris du corps. Pendant plusieurs siècles, les pratiques visant le corps et les sensations physiques ont été perçues comme le mal qui cherchait à obscurcir l'esprit. Le corps était un obstacle à l'élévation de l'esprit. Il était plutôt recommandé de museler les sensations corporelles afin de ne pas bloquer le développement de l'âme.

Descartes, lui était moins figé. Même s'il prétendait que l'esprit était le plus important, il ne fallait pas pour autant négliger le corps. Le dualisme que Descartes a formulé était déjà mis en avant par Aristote et Platon. Cette séparation très nette du corps et de l'esprit ne signifiait pas pourtant l'abandon du travail corporel, mais celui-ci était simplement d'une importance secondaire.

À l'inverse, Jean-Jacques Rousseau considérait comme une erreur de ne pas exercer le corps. Dans son œuvre « Émile ou de l'éducation », il écrivait « Exercez continuellement le corps, rendez-le robuste et sain pour le rendre sage et raisonnable ; qu'il travaille (manuellement), agisse, coure, crie qu'il soit toujours en mouvement ; qu'il soit homme par la vigueur, et bientôt il le sera par la raison. »

Au IXXeme siècle, le corps a été remis à l'honneur et c'est à cette époque que Pehr Henrik Ling a inventé la gymnastique suédoise. Sa méthode est avant tout destinée à un usage de préservation de la santé et de guérison des troubles moteurs du corps. Ses travaux et son implication pour faire reconnaître l'importance de maintenir un corps en bon état ont eu une influence majeure sur le développement des activités physiques tant dans le domaine de l'éducation que dans le domaine médical.

Plus proches de nous, les progrès scientifiques ont remis en question cette opposition entre corps et mental. Les neurosciences ont prouvé que le corps et l'esprit travaillaient ensemble. Antonio Rosa Damásio, docteur en neurologie, neuroscience et psychologie, dans son livre « L'erreur de Descartes » insiste sur l'importance des émotions (phénomène physique) dans le raisonnement (phénomène mental).

Malgré des différences de point de vue très marquées sur les relations corps esprit, et hormis quelques exceptions qui ont pu voir le corps comme un élément néfaste à l'esprit, l'importance d'un corps sain fait malgré tout une quasi-unanimité depuis très longtemps. Sénèque disait que l'homme fort est doux et humble de cœur.

Le corps est important pour la santé, mais aussi pour les sensations qu'il nous permet de connaître. Ce n'est pas simplement un amas de chair et d'os que l'esprit dirigerait tel un monarque absolu. En fait, les relations entre le corps et l'esprit sont beaucoup plus subtiles. On connaît très bien l'impact que peut avoir la respiration, qui est une manifestation du corps, sur l'angoisse ou la crainte qui sont des perceptions de l'esprit. De la même manière, on sait depuis les années cinquante que les émotions et les sentiments négatifs ont un effet néfaste sur le corps et que de nombreuses maladies « du corps » sont en fait provoquées par des pensées ou des évènements psychologiques.

Les médecins modernes n'ont plus aucun doute sur l'utilité de maintenir le corps en bon état grâce à l'exercice physique.

Actuellement, la sédentarité serait le quatrième facteur de risque de mortalité dans le monde.

Pour Tal Ben Shahar, un spécialiste de la psychologie positive qui enseignait à Harvard, le sport permet d'être heureux et ne pas pratiquer d'exercice physique est un bon moyen d'augmenter le risque de déprime.

Exercer son corps pour plus de bien-être

Pensez-vous réellement pouvoir profiter pleinement de votre vie et connaître un profond bien-être alors que le moindre mouvement vous semble difficile, que vos muscles vous font souffrir au moindre effort et que vous êtes à bout de souffle dès que vous vous levez du canapé ?

Cela me paraît incompatible. Je suis persuadé qu'un corps en bonne santé est absolument nécessaire pour atteindre le bonheur. Si en plus nous souhaitons vivre longtemps et profiter des bons moments, il vaut mieux envisager très vite de faire un peu d'exercice.

La sédentarité détruit notre corps

En 2002, l'Organisation Mondiale de la Santé a classé la sédentarité parmi les risques importants de mortalité. Elle définit la sédentarité comme « l'état dans lequel les mouvements sont réduits au minimum et la dépense énergétique est proche de celle du repos ». Elle préconise par ailleurs une activité physique quotidienne d'au moins trente minutes.

Bien des gens et moi le premier avant que je ne me plonge dans la recherche du bien-être, pense faire du sport. Dans mon cas, après une dizaine d'années sans activité, je pratiquais environ

1 h 30 par semaine. À première vue c'est déjà pas mal. En fait, si je rapproche cela des préconisations de l'O.M.S c'est assez faible. Trente minutes quotidiennes sur sept jours cela représente 3 h 50 et non pas 1 h 30.

Quelle était mon activité le reste du temps ? Reprenons une journée type qui a de fortes chances de se rapprocher de votre quotidien. Je me lève de mon lit et je me rassois pour déjeuner puis je m'assois dans la voiture pour amener les enfants à l'école et aller au travail. Arrivé au travail, je m'assois à mon bureau et me relève plusieurs heures plus tard pour aller me rassoir et manger. Je retourne ensuite vers mon bureau et reste assis jusqu'au soir. À ce moment, je m'assois à nouveau dans ma voiture pour rentrer à la maison. Après quelques tâches ménagères et l'aide au devoir des enfants (assis), arrive le moment de dîner (toujours assis) puis la soirée se passe assis (voire avachi) sur un canapé. Dernière étape de la journée, je me lève du canapé pour aller dormir. Le week-end est dans mon cas un peu plus actif. Bricolage et jardinage sont régulièrement au menu, mais malgré cela, et mon heure et demie de sport, ma dépense énergétique et mon travail musculaire sont particulièrement faibles. D'après plusieurs études, mon cas est assez représentatif de la vie quotidienne des Français et 54 % de la population ne parviendrait pas à atteindre le minimum d'activité physique quotidien recommandé.

Quant à ceux qui ont un métier « physique », les mouvements qu'ils font tout au long de la journée sont rarement très bons pour conserver un corps en bon état.

L'un des problèmes de santé les plus courants actuellement est l'obésité. Ce trouble touche chaque année de plus en plus de personnes. Les souffrances qui en résultent mettent un sérieux coup d'arrêt au bien-être et à une vie heureuse. Elle va d'ailleurs entraîner dans la majorité des cas d'autres troubles qui seront eux aussi très invalidants ou mortels. Hypertension, diabète, maladies cardio-vasculaires sont des pathologies dont l'obésité est très souvent un précurseur.

Les maladies coronariennes responsables des infarctus du myocarde sont également beaucoup plus fréquentes chez les personnes sédentaires. Le risque d'être atteint d'une maladie cardio-vasculaire est presque doublé chez les personnes ne pratiquant aucune activité physique.

Toujours dans les cas les plus graves, une étude de l'INSERM parue en 2006 et portant sur près de 100 000 femmes tend à montrer que les risques de cancer du sein sont nettement plus élevés chez celles qui sont sédentaires. D'autres études enfoncent le clou et selon elles la pratique régulière d'une activité physique permettrait de diminuer de 40 % le risque de cancer du côlon.

Sans aller jusqu'à ces affections mortelles, l'absence d'activité physique peut être la source de bien des troubles qui au quotidien limitent nos possibilités d'accéder à un véritable bien-être. Le manque d'activité en provoquant l'atrophie des muscles est source de tout un tas de douleurs. Lombalgie, dorsalgie, douleurs articulaires, sciatiques sont quelques exemples de pathologies très souvent liées à la sédentarité. On peut y rajouter les problèmes de circulation du sang, les troubles de la digestion, la fatigue physique généralisée.

On dit souvent que les douleurs du dos sont le mal du siècle. Dans un grand nombre de cas, ces douleurs ne sont pourtant dues qu'à une seule chose : la sédentarité. La quantité de médicaments que l'on absorbe chaque année pour supprimer ce type de douleurs est impressionnante. La consommation d'anti-inflammatoires et autres antidouleurs est en augmentation constante. Certes, ces médicaments soulagent, mais ils permettent rarement de guérir. Ils ont en plus la réputation de provoquer des effets secondaires dont on peut dire qu'ils ne font pas partie de ce que l'on appelle le bien-être. Malgré de nombreuses années à souffrir des lombaires, quelques séances de musculation des abdominaux chez le kiné m'ont permis de goûter au plaisir d'un dos qui ne me rappelle pas à l'ordre au moindre mouvement un peu inhabituel. Fortifier ma sangle abdominale m'a tout simplement permis de décomprimer les disques vertébraux et d'éliminer les douleurs qui avaient fortement tendance à me gâcher la vie. Il faut parfois peu de choses pour que notre corps passe de la souffrance à une situation normale où l'on sent que l'on peut bouger, jouer et profiter de son corps sans le payer les jours qui suivent.

Il n'est pas question de vouloir se transformer en athlète de haut niveau (encore que si cela est votre choix et votre but de vie...), mais plutôt de maintenir un corps en parfait état, une capacité physique qui nous permet de vivre sans douleur même à un âge avancé. La normalité du corps devrait être un physique athlétique et efficace. Varier les activités et faire travailler le corps en entier pour développer l'ensemble de ses capacités me paraît plus important que d'exceller dans un seul domaine. Un corps en bonne santé n'a rien à voir avec les super sportifs et les athlètes de haut niveau. Il n'est pas utile d'avoir un physique de culturiste pour se sentir bien dans son corps et pouvoir l'utiliser avec plaisirs et efficacité. Je crois même pouvoir affirmer le contraire en observant l'état de nombreux anciens champions de différentes disciplines. La compétition et l'entraînement à outrance peuvent vite mener à des excès préjudiciables à la longévité.

De plus en plus de médecins et de scientifiques s'orientent d'ailleurs dans cette voie qui existe depuis de nombreuses années. Certaines des idées de l'hébertisme datant du début du XXe siècle redeviennent attirantes. Pour que notre corps ne se transforme pas en une simple carcasse qui nous cause bien des douleurs, il doit être développé dans son intégralité. Marcher, courir, nager, sauter, porter, grimper et lancer font partie des huit capacités que nous devrions tous être en mesure de pratiquer.

Bien dans son corps — bien dans sa tête
L'activité physique peut nous éviter bien des désagréments. C'est un moyen reconnu de chasser les douleurs et les maladies. Elle nous permet également de développer notre vitalité et de combattre la fatigue. Mais l'exercice possède d'autres bienfaits et a une grande influence sur notre psyché. La pratique sportive est un excellent moyen de se sentir bien et de développer notre bien-être psychologique.

Tout d'abord, l'exercice physique influence grandement notre humeur. La pratique d'une activité sportive entraîne un grand nombre de réactions chimiques dans notre organisme. L'une d'elles est une production importante d'endorphines qui sont des hormones sécrétées par l'hypophyse et l'hypothalamus. Les endorphines ont comme propriétés de provoquer une sensation de détente, de bien-être, et parfois même d'euphorie. Les endorphines sont une sorte de morphine fabriquée par notre organisme. Les effets en sont d'ailleurs assez proches si l'on enlève le côté dépendance et risque d'overdose. L'exercice physique peut multiplier par cinq la production d'endorphine.

Pour que la production de cette hormone soit intéressante, il faut que l'exercice dure au moins trente minutes. Le pic du taux d'endorphines se situe environ quarante-cinq minutes après l'effort. Les endorphines circulent alors dans l'ensemble du corps à travers le système nerveux central, les tissus de l'organisme et le sang. Cela agit comme une sorte de décharge de bien-être qui nous rend d'humeur plus gaie et augmente notre joie. Les jours de mauvaise humeur peuvent donc se transformer en des journées plus agréables grâce à un petit footing d'une demi-heure.

Le sport est un puissant anti-déprime. Parmi les modifications internes provoquées par l'exercice, il en est une qui à une importance capitale sur notre état psychologique. La pratique d'une activité physique, en plus de provoquer une libération d'endorphines, entraîne également la production de sérotonine, un neurotransmetteur qui joue un rôle très important dans la régulation de l'humeur et qui est également très lié au problème de dépression. D'ailleurs, beaucoup de médicaments antidépresseurs comme le prozac, le deroxat, le cymbalta sont des Inhibiteurs spécifiques de la recapture de la Sérotonine. Ils permettent d'augmenter la concentration de sérotonine. Ce neurotransmetteur est donc à la base de nombreux traitements qui concernent des pathologies de dépression, mais aussi de troubles anxieux, de troubles obsessionnels compulsifs ou de syndrome de stress post-traumatique. L'activité physique a un impact direct sur la production de sérotonine. Toutes les études portant sur ce domaine ont démontré que plus on est au repos moins le taux de sérotonine est important. En fait, le sport permettrait d'augmenter le taux de tryptophane qui est un acide aminé précurseur de la sérotonine. Une étude menée au Québec a même démontré que pour des cas de dépression légère ou modérée, le nombre de rechutes après un an est moins important lorsque le traitement est à base de sport plutôt que d'antidépresseur.

Finalement, on peut dire que le sport rend heureux. Il régule l'humeur grâce aux endorphines, a un effet sur le moral avec la sérotonine, mais permet également de libérer d'autres neurotransmetteurs tout aussi importants pour notre sentiment de bonheur. Parmi ceux-ci, la dopamine est fréquemment appelée hormone du plaisir. La dopamine régule nos mouvements et nos sensations. Les sensations de plaisirs, le désir que nous éprouvons sont dépendants de ce neurotransmetteur. Il a également une grande influence sur notre motivation générale, notre fatigue, notre envie d'essayer, mais aussi sur notre courage. Cette molécule est également très liée au mouvement et l'on sait que les personnes atteintes de la maladie de Parkinson présentent une déficience dopaminergique. Son effet sur le plaisir est si important que les surdosages peuvent même entraîner des addictions. Par ces simples phénomènes chimiques, l'activité physique améliore notre état psychologique et procure une sensation de bien-être sans effets secondaires.

L'exercice physique rend heureux, mais ce n'est pas sa seule vertu. Le sport est également un formidable vecteur de développement de la confiance en soi. L'un des avantages du sport dans ce domaine est qu'avec de la persévérance, les cas d'échecs sont assez rares. En pratiquant, on se met obligatoirement dans une dynamique de progression qui a un formidable impact sur la confiance. Au fil des séances nos capacités augmentent et nous pouvons aller à chaque fois un peu plus loin. Passer par exemple d'une course de quelques centaines de mètres à plusieurs kilomètres en quelques semaines nous permet de regagner cette confiance en nous-mêmes si importante pour nous sentir réellement bien. L'activité physique permet également de développer notre audace. On hésite beaucoup moins à tenter certains exercices qui peuvent paraître difficiles. On va oser sauter, grimper ou se tenir en équilibre. Si vous êtes peu sportif, oseriez-vous tenir en équilibre sur les mains ? Pourtant, physiquement cela demande assez peu d'effort. Pour réussir, il est plus important de faire face à sa peur de la chute que d'avoir des bras d'haltérophile. Ce facteur confiance se retrouve dans un grand nombre d'exercices et nous amène peu à peu vers une confiance plus générale en nous-même.

Dans la même idée, le sport permet d'améliorer son estime de soi. Les progrès, les réussites et le plaisir que le sport nous procure vont nous permettre de développer une meilleure image de nous-même. Les rencontres que l'activité physique peut entraîner vont également influencer la vision que nous avons de nous. La transformation de notre corps va nous aider à décomplexer et à nous sentir plus aptes à communiquer avec les autres. Encore une fois, il est inutile d'être un apollon ou un top model pour se réconcilier avec son apparence et avec ses sensations. Un corps plus athlétique va nous permettre de mieux gérer nos peurs pour qu'elles ne se transforment pas en crainte. Le reflet que nous percevrons dans le miroir nous paraîtra plus agréable simplement parce que nous aurons la sensation d'être plus forts et moins gauches. Un petit exemple tout simple, tout en ayant amélioré mes problèmes de dos chez le kiné, j'ai aussi quasiment perdu une taille de pantalon. Croyez-moi ou pas ça fait du bien au moral et je me trouve bien mieux comme ça. L'image que j'avais de moi c'est donc renforcée automatiquement. Deux résultats positifs pour un peu d'entretien physique cela me semble une bonne opération et un effort parfaitement rentabilisé.

Quels exercices pratiquer ?

En réalité, peu importe l'activité que vous pratiquez. L'important c'est de la pratiquer régulièrement. Que vous soyez plutôt jogging ou plutôt yoga importe peu. Sport collectif ou individuel, fitness ou randonnée, le tout est que vous éprouviez du plaisir à vous exercer. Dans l'idéal et selon les recommandations de l'O.M.S, il faudrait atteindre un minimum de quatre heures par semaine. Mais dans un premier temps, si vous n'avez pour le moment aucune activité, le principal est de démarrer même si ce n'est qu'une heure hebdomadaire. C'est toujours mieux que rien, mais si vous souhaitez profiter pleinement des bienfaits de l'exercice physique, il faudra augmenter peu à peu votre temps de pratique. Le travail et les impératifs de la vie quotidienne ne nous le permettent pas toujours. Cela nous paraît impossible de dégager autant de temps pour nous exercer. Bien souvent, cela est surtout une bonne excuse. Les salles de sports sont de plus en plus nombreuses et souvent avec des horaires très étendus. Une simple promenade de trente minutes à l'heure du déjeuner peut parfaitement convenir et nous mettre sur les rails. J'ai choisi depuis quelques mois de faire autrement. Chaque matin, je m'accorde une demi-heure d'exercice avant de démarrer mon travail. J'ai mis en place cette idée après avoir lu « Le miracle morning » de Hal Elrod. Sa méthode est basée sur le fait de se lever plus tôt le matin pour profiter d'un moment pour soi et pratiquer différentes choses. J'ai la chance de pouvoir le faire sans modifier mon heure de réveil, mais il me semble que cela peut s'avérer une très bonne solution pour trouver du temps.

Les exercices que j'utilise dans ma routine n'ont rien d'obligatoire. Ce sont des exercices simples, mais qui permettent de faire travailler l'ensemble du corps. Il est également tout à fait possible de les adapter à à tous les niveaux de formes tant il existe de variantes qui permettent soit de faciliter soit de rendre plus dur leur exécution. J'aime varier les exercices et répéter sans cesse les mêmes gestes aurait vite tendance à me lasser. Alors je modifie régulièrement ma pratique en utilisant aussi bien des exercices de musculation classique aux poids de corps que des mouvements de yoga. Étant pratiquant d'arts martiaux il m'arrive de passer ma demi-heure matinale en répétition de kata qui sont des enchainements de techniques codifiés répétés dans le vide ou avec un partenaire. Les katas sont des combats réels face à un ou plusieurs adversaires dont on visualise les mouvements lorsque l'on travaille seul. Ce travail de visualisation au-delà de l'aspect martial permet de recentrer son esprit et de développer une forte conscience du mouvement. Chaque geste doit être précis et contrôlé. Cet état d'esprit peut tout à fait se dupliquer avec n'importe quel type d'exercices. Une séance effectuée sans y intégrer un contrôle mental sera toujours moins efficace qu'une pratique dans laquelle on fait fusionner le corps et l'esprit. La concentration lors du travail physique permet d'en amplifier fortement les résultats.

Une simple marche ou un jogging classique peuvent radicalement changer de saveur dès lors que l'on y intègre un travail de conscience. Penser et ressentir ses gestes, visualiser les muscles qui produisent l'effort, contrôler son souffle donne à l'exercice un autre intérêt. Courir en pensant à ses problèmes habituels ou à n'importe quoi d'autre que l'instant présent rend l'exercice bien moins efficace. Au contraire, rentrer dans un état quasi méditatif lors de l'exercice en multiplie les bienfaits.

Pour moi pas de course, j'apprécie pourtant les rares fois où j'enfile mes baskets pour partir courir, mais je pratique en dilettante pendant les vacances. Pour mes exercices matinaux, je suis plus assidu sur les pompes, les planches abdominales ou encore les flexions. Les asanas de yoga sont aussi une de mes principales sources d'inspiration pour élaborer mon programme. Que vous soyez jogging, muscu ou plutôt stretching, cela n'a pas vraiment d'importance. Pratiquez ce qui vous fait envie, expérimentez de nouvelles sensations dès que vous le pouvez. Amusez-vous, prenez du plaisir et renforcez votre corps et votre esprit en parallèle.

Notre corps possède des capacités étonnantes pour peu que l'on veuille bien lui porter un peu d'attention. Ces facultés d'auto guérisons sont souvent surprenantes et le simple fait de lui permettre de s'exprimer avec quelques exercices peut faire disparaître bien des douleurs. Notre corps est fait pour bouger. Si on le prive trop souvent de mouvement, il finit par se rebeller et il nous empêche de vivre pleinement. Avec les raideurs et les difficultés à nous mouvoir, nous perdons confiance et nous n'osons plus vivre. Nous nous enfermons alors dans notre déception de ne pas pouvoir être libre nous perdons le goût d'avancer. Notre corps ankylosé nous freine et cela rejaillit sur notre moral et notre état d'esprit. Pourtant, il suffit de peu et un entraînement régulier suffit à nous maintenir en état de profiter de notre corps. Une bonne forme physique offre à notre esprit bien des possibilités. Antidote à la perte de confiance en soi, elle nous permet de nous sentir forts et capables de tout.

Certaines pratiques sont particulièrement efficaces lutter contre la peur en général et le manque d'audace. C'est le cas des arts martiaux et des sports de combat où l'habitude de l'opposition et la confiance que l'on doit accorder à ses partenaires pendant les entraînements facilitent ce travail psychologique. C'est également le cas des équilibres et des acrobaties. Pour tenir en appui sur les mains la tête en bas, il faut plus de confiance en soi que de force. Ce type de posture que l'on retrouve dans le yoga rend obligatoire la concentration lors de l'exercice. Un mur est le seul accessoire nécessaire pour démarrer en toute sécurité. Petit à petit, il deviendra inutile et vous serez à nouveau capable de croire en vos possibilités. Commencez par des mouvements simples comme la posture sur la tête ou celle du corbeau ou votre corps est en équilibre et porté par vos bras ou votre crane. Les positions d'équilibre sur un pied sont elles aussi tout à fait adéquates. Avec de l'entraînement, vous parviendrez à vous maintenir dans des positions de plus en plus difficiles.

Faites les choses en douceur, ne vous lancez pas d'un seul coup dans une activité de haute intensité. Prenez votre temps, faites-vous plaisir. Au fur et à mesure, vous pourrez forcer un peu plus, aller un peu plus vite et augmenter la difficulté. Le corps apprend vite et est capable de développer très rapidement des capacités qui pourtant nous paraissent souvent impossibles. Par contre, la régularité est importante et il faut parfois se dépasser simplement pour se lancer. Le plus difficile dans un jogging, c'est souvent de mettre ses chaussures et de faire les premiers mètres.

D'autres exercices sont moins impressionnants, mais tout aussi importants. Le travail respiratoire devrait faire partie de votre pratique quotidienne. Comme pour les exercices corporels, il existe un grand nombre de techniques de respiration. Apprendre à respirer à fond en utilisant le plein potentiel de ses poumons est un excellent moyen de redonner de la vigueur à son corps. En apportant une plus grande quantité d'oxygène à nos muscles et à notre cerveau, nous leur apportons leur principale nourriture. Les respirations rythmées avec ou sans apnées sont des pratiques simples à mettre en œuvre. Ici aussi, la concentration et la visualisation jouent un rôle de premier plan.

La plupart des gens ne savent plus respirer correctement, ils respirent superficiellement et n'utilisent que très peu le diaphragme. Ils inspirent en soulevant les épaules et en contractant l'abdomen. Cette manière de respirer ne permet pas d'absorber de grandes quantités d'oxygène, c'est une respiration très peu efficace.

Avez-vous déjà vu un bébé respirer ? Si vous regardez attentivement, vous verrez que ce n'est pas sa poitrine qui bouge, mais plutôt son estomac. Pour être plus précis, c'est le diaphragme, le muscle entre la poitrine et la cavité abdominale, qui se déplace. Maintenant, comparez cela avec votre propre style de respiration. Il y a des chances que vous trouviez qu'elle diffère. Si vous êtes comme la plupart des gens, votre poitrine se dilate lorsque vous inspirez et elle se contracte lorsque vous expirez.

La respiration peut tonifier, mais elle est aussi un moyen très puissant de se détendre et de récupérer. Elle a une influence sur un grand nombre de nos fonctions physiques, mais également psychologiques. Grâce à différentes techniques de respiration, on peut aussi bien chasser la douleur, reprendre confiance, gagner de l'énergie, se relaxer et la liste est encore bien longue.

Tous ces exercices ne sont bien sûr que des exemples et libre à vous de les adapter à vos capacités. L'essentiel c'est de bouger et de réapprendre à respirer. Si vous êtes en très mauvaise condition physique, vous devriez d'abord commencez par allez marcher puis peu à peu essayez de courir quelques centaines de mètres. Pratiquez régulièrement sans trop forcer, ne cherchez pas l'exploit, c'est le meilleur moyen de se faire mal et de se dégoûter. Dès que vous en avez la possibilité, remuez-vous. Au début cela sera peut-être difficile, mais avec du temps et une pratique régulière et douce, cela deviendra vite un réel plaisir.

Il sera alors tout à fait possible que vous vous surpreniez à effectuer quelques exercices en pleine journée, dès qu'un moment de libre se présentera.

L'alimentation et le bonheur

Dans mon esprit, le bien-être doit se ressentir dans la tête et dans le corps. Je vous l'ai dit, la notion de bonheur est subjective, chacun est libre de ses opinions. Mais il me semble impossible de me sentir bien si mon corps ne va pas bien. Heureusement, certaines personnes arrivent à connaître le bonheur malgré un état de santé défaillant ou un handicap physique. J'imagine que leur cheminement doit certainement être très difficile. Cela fait partie des injustices de ce monde. Les gens en bonne santé ne s'imaginent même pas la chance qu'ils ont. Souvent ils s'affaiblissent eux même, soit par trop de sédentarité, soit par une alimentation néfaste à leur équilibre.

Avoir le ventre plein et être repu provoque souvent du bien-être. Manger des aliments qui nous sont agréables au palais nous donne du plaisir. Parmi ceux-là, il y en a pourtant plusieurs qui ont à moyen terme un effet négatif sur notre bien-être. Les supprimer en totalité serait l'idéal, mais je préfère me contenter d'y faire attention. Cela me permet de limiter les effets négatifs tout en conservant de petits plaisirs.

Grand ennemi de notre ligne, le sucre que nous consommons souvent avec plaisir a une importance non négligeable sur notre niveau de bien-être. Malgré son goût agréable et le sentiment de réconfort qu'il semble apporter, le sucre peut vite se transformer en un aliment néfaste à notre bonheur.

Premier facteur de mal-être lié au sucre : notre ligne (on y revient). Je ne vais pas insister sur les problèmes que peuvent provoquer un léger embonpoint, le surpoids ou pire encore l'obésité. Le ressenti que nous avons envers nous-mêmes en prend souvent un sérieux coup. Le sucre influence notre ligne qui influence notre santé et l'estime que l'on se porte.

Mais le sucre a d'autres défauts.

Tout d'abord, il ne contient aucun nutriment. Zéro minéraux, zéro vitamine. Le sucre n'est vraiment composé que de sucre. Il est donc totalement inutile à notre organisme. Pire que ça, il est lui-même consommateur de nutriments. En effet chaque aliment, pour être digéré, consomme des nutriments (vitamines, oligo-éléments). Si l'aliment digéré n'apporte pas de nutriment, la réaction chimique de la digestion puise dans nos réserves. Ainsi digéré, le sucre blanc est surconsommateur de vitamine b dont la carence peut provoquer de l'anxiété.

Pourtant, il ne s'agit que du sommet de l'iceberg. Les glucides raffinés sont une source de souci pour d'autres raisons qui sont un peu moins évidentes.

Tout d'abord, le sucre en général et le sucre blanc en particulier peuvent entraîner de l'hypoglycémie et donc de la fatigue, de l'irritabilité et du stress. La réaction en chaîne de la surconsommation de sucre rapide est bien connue. En déclenchant une sécrétion d'insuline supérieure à la normale, l'absorption de sucre entraîne une décroissance rapide du taux de glucides dans le sang. Cette baisse rapide va donc à son tour provoquer de l'hypoglycémie et les conséquences qui vont avec.

Ensuite, cette hypoglycémie qui provoque de la fatigue et des fringales va logiquement nous pousser à consommer du sucre afin de nous sentir mieux. L'impression d'effet relaxant est donc loin d'être réellement bénéfique puisqu'il va entraîner de nouveaux besoins physiologiques.

Ainsi, la consommation de sucre blanc peut devenir addictive, et cette addiction provoquera une sensation de mal-être. D'ailleurs, une étude menée par des chercheurs américains en 2007 a démontré que le sucre était environ huit fois plus addictif que la cocaïne. En 2013, une étude complémentaire a conclu que les repas avec un indice glycémique élevé entraînaient une sensation de faim plus importante et que l'addiction au sucre était particulièrement élevée.

Il est assez difficile de sortir de cette addiction au sucre que nous connaissons quasiment tous. Tout le monde n'est pas touché de la même façon, mais l'addiction au sucre est sournoise et l'on ne s'en aperçoit pas toujours. Lorsque je me suis trouvé dans une période difficile, les envies de sucreries étaient impressionnantes. J'achetais des gâteaux, des barres chocolatées et je pouvais avaler tout le paquet en un seul après-midi. L'effet sur mes kilos en trop s'est assez vite fait ressentir. Pourtant arrêter n'a pas été une chose facile. Il m'arrive d'ailleurs encore lorsque je tombe dans un paquet de cookies de ne pas pouvoir m'arrêter avant qu'il ne soit vide. J'essaie donc de limiter ma consommation de sucre au maximum. Malgré tout, je refuse de m'interdire le plaisir d'une glace en été ou celui d'un bon dessert. Comme dans beaucoup de domaines, c'est l'excès qui est mauvais.

Le sucre n'est pas le seul aliment dont il faut se méfier, mais il est sans doute celui qui est le plus sournois. Non seulement ses effets négatifs sont encore peu médiatisés, mais en plus on en trouve de plus en plus dans tous les aliments industriels. Il est donc absolument essentiel de bien lire les étiquettes et de ne pas seulement se focaliser sur les apports caloriques, mais de bien regarder la constitution des produits que nous consommons.

Notre corps a bien évidemment besoin de glucides pour fonctionner correctement, mais il est nécessaire de faire la différence entre les différents types existants. On parle souvent des sucres lents ou glucides complexes et des sucres rapides, appelés glucides simples, mais en réalité cette notion semble dépassée par celle de l'indice glycémique. L'index glycémique est un indice, qui mesure la capacité d'un aliment à élever la glycémie c'est-à-dire le taux de sucre dans le sang. Les glucides qui font grimper fortement et rapidement la glycémie ont un IG élevé (> 55) et facilitent le yoyo glycémique et sont les plus addictifs. Ceux qui ont peu d'influence sur la glycémie ont un IG bas. Certains aliments qualifiés de sucres lents comme notre bonne vieille baguette de pain blanc ou les nouilles par exemple ont un indice glycémique de 70 équivalent à celui de la plupart des barres chocolatées sucrées. Le comble de la fausse idée se situe certainement dans de nombreux petits déjeuners puisque les flocons de maïs sans sucre, les fameux corn flakes, ont un indice de 85.

Les désaccords sont encore nombreux sur cette notion d'indice glycémique. Selon les spécialistes consultés, le niveau à partir duquel l'index est élevé ou moyen diffère. Cependant, en comparant quelques aliments et en utilisant son bon sens on peut assez simplement trouver les aliments qui fournissent des glucides de bonne qualité. Les autres sont autant que possible à réserver au petit plaisir occasionnel. Parce que je ne souhaite pas que manger devienne un calvaire, j'essaie juste de faire attention à certains aliments de consommation courante qui font souvent plus de mal que de bien. Parmi ceux-ci, il y a bien sûr le sucre blanc, les gâteaux, les boissons sucrées, le pain et les pâtes pour lesquelles j'avais tendance à me resservir plusieurs fois. Voici quelques aliments à indice glycémique élevé :

IG 60

Pâtes, nouilles/vermicelle chinois (riz)
Mars®, Sneakers®, Nuts®, etc.
Blé, farine complète

IG 65

Mayonnaise industrielle
Pain complet
Betterave cuite
Sorbet sucré
Céréales, muesli avec sucre, miel…
Blé, farine semi-complète

IG 70

Sucre blanc (saccharose)
Pop-corn sans sucre
Farine de maïs
Riz, risotto
Riz, blanc standard
Barre chocolatée sucrée
Pâtes, nouilles (blé tendre)
Céréales raffinées et sucrées
Biscottes, pain bagels, pain baguette/pain blanc
Biscuits, brioche
Sucre roux/complet
Pommes de terre
Bières

Raviolis, blé tendre, Polenta, semoule de maïs

IG 75

Pain hamburger
Pain de mie (type Harry's®)
Sports drinks

IG 85

Céréales, Corn Flakes (flocons de maïs)

IG 90

Pomme de terre, en flocons (instantanée)

IG 95

Pommes de terre frites

IG 100

Glucose

Plutôt que de les supprimer, je préfère malgré tout manger ses aliments en ayant conscience qu'il s'agit d'un plaisir qu'il vaut mieux limiter pour se maintenir en bonne santé. Dans un prochain chapitre, nous parlerons plus en détail de conscience, mais cette partie sur l'alimentation mérite que l'on s'y arrête quelques instants.

Manger est pour la plupart d'entre nous un acte banal. Nous mangeons parce que cela est nécessaire à notre survie. Nous mangeons aussi par habitude. Bien souvent nous avalons nos aliments sans même nous en rendre compte. Même lorsque nous suivons un régime, nous suivons les indications comme des robots à qui on aurait injecté un programme. Nous mangeons tel aliment parce que l'on nous a dit qu'il était bon pour la santé ou qu'il nous permettrait de maigrir et nous supprimons tel autre parce qu'il est réputé mauvais. Submergés par des informations contradictoires, nous ne faisons qu'avaler de la nourriture, sans aucun réel intérêt, juste parce qu'il le faut. Se nourrir devient plus une préoccupation qu'un plaisir, car il faut jongler entre les idées, les aliments nocifs, ceux dont il faut 5 portions, ceux qui sont sains et ceux qui font grossir.

Oui, il y a bien des aliments dont il faut contrôler la consommation. J'ai parlé essentiellement du sucre, mais on pourrait en trouver une liste longue comme les deux bras. Pourtant, si manger sainement est important, cela ne doit pas se transformer en sinécure. Se nourrir en conscience, profiter du moment où l'eau nous vient à la bouche devant un gâteau apetissant est tout aussi important. À trop vouloir des repas parfaits, nous oublions l'émotion provoquée par un bon repas. À manger sans être vraiment présent, nous transformons un moment de vie qui devrait être source de satisfaction, en un moment vide d'intérêt voir même un instant désagréable lorsque les problèmes se ruminent au milieu du repas.

Retrouver du plaisir lors des repas est sans doute le meilleur moyen de conserver un bon régime alimentaire. Écouter le corps qui nous guide sur les quantités et nous indique si nous avons faim ou si au contraire nous avons trop mangé. Participer à l'élaboration des repas est aussi un moyen d'éprouver de la satisfaction et de transformer l'acte de manger en une activité plaisante qui procure du bien-être.

Manger en conscience, c'est aussi prendre un peu de temps pour soi. Fixer son esprit sur le repas, sur le partage si l'on n'est pas seul c'est aussi réapprendre à vivre et à profiter de l'instant présent.

« *Men sana in corpore sano* . » Un esprit sain dans un corps sain, cette locution latine est devenue le symbole de l'être humain qui peut pleinement profiter de sa vie et être heureux chaque jour. C'est pour moi un idéal dont je cherche à m'approcher, car même si comme la plupart des gens j'ai connu des échecs, des déconvenues et des souffrances, je reste persuadé que la vie « vaut le coup » et que nous pouvons tous connaître le bonheur. Comme les experts en psychologie positive, je pense qu'être heureux ça s'apprend et ça se travaille. Un physique en bonne santé grâce à l'exercice et une alimentation contrôlée me semblent absolument nécessaires pour profiter pleinement des meilleurs moments. En éloignant les douleurs et les souffrances, nous éloignons également un grand nombre de nos pensées négatives, de nos mauvaises humeurs et autres sentiments de mal-être. Il suffit parfois de peu pour se sentir mieux et se laisser aller vers le bonheur.

5 capacités utiles au bien-être

Lorsque j'ai commencé à essayer de me sortir de mon anxiété et de ma dépression, je me suis mis à rechercher des informations sur ces sujets. Mes recherches m'ont conduit dans des directions diverses et de cette base, j'ai fini par m'intéresser à la psychologie, la santé mentale, le bonheur. Je voulais me sentir mieux et je ressentais le besoin d'aller chercher toujours plus loin. C'est ainsi que j'ai découvert la psychologie positive. Le concept m'a immédiatement attiré et il m'a surtout permis de comprendre et d'utiliser des choses qui ont eu une grande importance sur le traitement de mes troubles psychologiques, mais aussi sur ma façon d'envisager l'avenir. Avant de vous donner les capacités que je pense essentielles pour optimiser son bien-être, je vais donc faire un aparté sur le bonheur et ma compréhension de la psychologie positive.

Depuis le début de ce livre, je vous parle de bonheur et de bien-être et même si vous avez certainement votre idée sur ce que cela signifie, éclaircir ces termes aura une grande utilité. Si l'on prend la définition philosophique de ce mot, le bonheur est un état de satisfaction complète caractérisé par sa stabilité et sa durabilité. Les scientifiques parlent eux plutôt de bien-être subjectif où l'individu a un sentiment général de satisfaction dans la vie. Cela consiste à vivre beaucoup d'émotions positives et peu d'émotions négatives. À partir de différents tests, on peut ainsi évaluer notre niveau de bien-être. Quels que soient ces tests, ils n'apportent que des réponses subjectives liées aux réponses que l'on fournit. Même si les neurosciences découvrent de plus en plus de corrélation entre l'état de notre cerveau et notre bien-être, il n'existe pas actuellement de test biologique pour mesurer le bonheur.

Trouvez cet état de satisfaction complète et être capable de la maintenir longtemps est, d'après les spécialistes en psychologie positive, quelque chose qui se travaille et se développe. Tal Ben-Shahar, l'un des grands spécialistes de cette discipline dit d'ailleurs que le bonheur est une pratique et que le discours sur le bonheur n'est rien sans la pratique.

Ce qui m'a au départ le plus attiré dans la psychologie positive, c'est l'idée que la psychologie n'est pas seulement faite pour soigner les malades. Même si à ce moment je n'étais pas au mieux de ma forme, ce côté développement personnel, cette recherche de plus de bien-être m'a vite conquis. La base de la psychologie positive est de pouvoir faire évoluer des personnes « bien portantes » vers plus de bonheur. Ne plus simplement ramener les personnes qui souffrent dans la normalité, mais faire évoluer cette normalité. Cela ne veut pas dire pour autant que tout va bien en permanence. Il y a et il y aura toujours des moments où l'on va moins bien, des soucis ou des émotions négatives. Le but est de ressentir le bien-être plus souvent et surtout d'être plus souvent bien que mal. Apprendre à accepter et à profiter de ses joies et de ses peines et essayer d'avoir plus de joie, voilà comment je résumerais simplement la discipline. C'est évidemment bien plus complexe, mais cette idée correspond à ma propre vision de cette forme de psychologie dont le but est de nous emmener vers plus de bonheur.

Un autre élément important avec la psychologie positive est qu'elle est basée sur des recherches scientifiques. Pour chacun des concepts et des idées mis en avant, il existe des preuves scientifiques de leur fonctionnement.

Avant de revenir aux capacités importantes à développer pour aller vers plus de bien-être, voici la définition de cette forme de psychologie qui fait consensus parmi les acteurs de la discipline.

« La Psychologie positive est l'étude des conditions et processus qui contribuent à l'épanouissement ou au fonctionnement optimal des individus, des groupes et des institutions. »

Shelly Gable et Jonathan Haidt

Présence

Le bonheur se situe dans le présent. Avoir été heureux hier ou espérer nager dans le bonheur demain n'a pas grand intérêt. Ce qui est passé est fini. Il ne s'agit pas de chasser les souvenirs, mais justement de ne les voir que comme des souvenirs. Des éléments qui ont existé, mais qui ne sont plus aujourd'hui. Qu'ils soient douloureux ou agréables, nos souvenirs font partie de nous et les accepter, les ressentir comme ceux qu'ils sont c'est-à-dire des pensées issues de notre mémoire aide à ne pas se focaliser dessus. Pour ce qui est de l'avenir, l'incertitude qui lui est liée nous indique l'inutilité d'en faire un intérêt majeur de notre vie. Il existe un cliché tellement connu sur le risque du futur que ne pas en faire le point central de nos pensées paraît évident. N'avez-vous jamais entendu ou dit que dans deux minutes vous pourriez vous levez, glisser sur une peau de banane, vous fracasser la tête sur le sol et mourir ? Pourtant, bien que nous connaissions tous cette phrase ou une autre du même style nous continuons à penser et à nous occuper plus de l'avenir que du présent. Ce qui compte, c'est de profiter maintenant de notre vie. Cela n'empêche en rien d'avoir des objectifs à moyen ou long terme. Mais il faut apprendre à être pleinement dans l'instant présent. Cette idée a déjà été évoquée avec l'alimentation, mais elle s'adapte à chaque instant de notre vie. Faire les choses en ayant le plus possible conscience de ce que l'on fait. Éviter les actions machinales et prendre réellement part à l'action. Vivre également avec nos pensées conscientes. Les scientifiques ont découvert qu'en moyenne nous aurions entre 50 000 et 60 000 pensées par jour. Sur ces milliers de pensées, il n'y en aurait que 10 % de conscientes. Le reste n'est que l'agitation de notre esprit.

Le bonheur et la joie sont avec nous au quotidien, mais nous sommes la plupart du temps incapables de l'apprécier. Nous sommes sans arrêt orientés vers le passé à ressasser nos déboires ou dans le futur à imaginer les soucis qui vont se produire. C'est humain et c'est un phénomène bien connu des psychologues. Nous avons toujours tendance à mieux percevoir le négatif que le positif. Cela proviendrait du fait que les émotions et sentiments négatifs sont liés à des mécanismes de protection. Notre cerveau reptilien ou instinctif se sert de ces sensations pour déterminer la nature et l'intensité des dangers qui nous guettent. Cela était fort utile à nos ancêtres néanderthaliens qui pouvaient ainsi réagir aux attaques des prédateurs. Aujourd'hui, nous sommes moins souvent en situation de survie, mais ces phénomènes amplifiés par le développement de notre conscience et une vie qui va à cent à l'heure ont ancré dans notre esprit cette faculté de capter le négatif en une fraction de seconde et en faire l'unique centre d'intérêt.

Combien de moments de joie ou de plaisir avez-vous eus aujourd'hui ? Êtes-vous capable de vous remémorer les moments dans votre journée où vous étiez bien ? Pour beaucoup d'entre nous, il est impossible de réponde à ces questions. Pourtant ces moments ont certainement existé. Même si ces instants ont été fugaces, ils ont fait partie de votre vie, mais vous ne les avez pas perçus. En fait, votre corps et votre cerveau les ont perçus, mais ce sentiment n'a pas été conscient. Peut-être avez-vous eu dans la journée un moment où vous avez discuté agréablement avec l'un de vos enfants ? Peut-être avez-vous passé du temps à pratiquer une activité que vous aimez comme du jardinage ou du sport. Ces moments agréables les avez-vous vécus réellement ou les avez-vous simplement passés en pensant à vos soucis d'hier ou à ceux de demain ? Le bien-être est souvent avec nous, mais notre manque de conscience de l'instant nous empêche d'en profiter.

Développer sa capacité à être présent est un moyen de multiplier son bonheur par mille ou plus. Lorsque j'écris ce livre, je pourrais le faire en pensant à d'autres choses, écrire comme une machine qui débite des mots tout en calculant un menu pour ce soir ou en comptabilisant les factures à payer. J'aime écrire, c'est pour moi un plaisir, une activité qui me fait me sentir bien, mais si je ne suis pas dans l'instant, je n'en retire aucun bénéfice. Mon inconscient perçoit mon plaisir, mais mon esprit conscient ne l'intègre pas. Un moment de bien-être de perdu. Si par contre je suis réellement présent, je savoure ce plaisir et je ressens de la joie. C'est la même chose pour un moment de cuisine en famille, une discussion entre amis ou quel que soit votre source de bien-être.

On peut même aller plus loin et imaginer le futur, mais en étant pleinement conscient que l'on planifie un objectif. Au lieu de simplement imaginer et se perdre dans ses pensées, on peut se projeter dans l'avenir en étant conscient de ce que l'on fait. La sensation est différente, les résultats aussi. D'un côté, on a simplement une rêverie, de l'autre on projette une réalisation future que l'on peut modéliser. On peut dès lors se créer de véritables objectifs et donner du sens à ce moment. La rêverie ne restera qu'une image et sera oubliée dès qu'il faudra aller mettre le couvert alors que la projection en conscience, même si cela paraît totalement irréalisable, pourra se transformer en but à atteindre.

Vivre le présent est aussi un excellent moyen de résoudre ses problèmes. Avant de commencer à me soigner, je ruminais sans cesse mes problèmes. Tout ce que je faisais, je le faisais en pensant aux soucis que j'avais eus ou à ceux que j'allais avoir. Je vais vous avouer quelque chose, durant cette période où j'ai ruminé bien souvent, je n'ai pas réglé un seul de mes problèmes. J'aurais même tendance à dire que je les ai amplifiés. Pour trouver des solutions, il faut être capable de réfléchir, envisager et étudier les solutions possibles. Tout cela demande de fixer son esprit sur l'instant et pas sur le passé ou en s'imaginant l'avenir. Nos pensées sont la plupart inconscientes et non contrôlées et lorsque les pensées négatives prennent le dessus, elle nous empêche d'agir, d'être créatif, de trouver des solutions. Travailler sur sa capacité à être réellement présent nous ouvre des portes dont nous ignorions l'existence.

L'un des domaines où le travail sur la présence est particulièrement porteur de bien-être est la relation aux autres. Que ce soient avec la famille ou les amis, beaucoup de gens souffrent d'une sorte d'éloignement mental. Ils sont incapables de profiter pleinement des moments passés avec leurs proches. Bien sûr, les anxiolytiques et antidépresseurs peuvent aider en soulageant les angoisses et les ruminations permanentes. Mais développer cette capacité à « être là » permet de retrouver du plaisir à partager ces moments avec les autres. D'aussi loin que je me souvienne, je n'ai jamais été quelqu'un d'hyper sociable. J'ai toujours eu du mal à être bien en collectivité, j'ai toujours fait en sorte de parler le moins possible, j'échangeais peu. Timidité, manque de confiance, cette crainte de la relation a toujours existé chez moi. Elle n'a pas totalement disparu, il y a encore des difficultés qui persistent. Mais aujourd'hui, lorsque je fais attention à être réellement présent lors de mes échanges avec les autres, le plaisir que j'éprouve à partager ces instants m'incite à m'ouvrir aux autres.

Le bonheur n'existe pas sans les autres. On sait depuis longtemps que l'être humain est un animal grégaire. Une étude sur le sujet a d'ailleurs démarré en 1938 et se poursuit toujours actuellement. Elle a permis d'affirmer que l'homme a des besoins sociaux affectifs très importants. Le besoin de reconnaissance et d'appartenance est énorme. En fait d'après le psychiatre Robert Waldinger qui est le quatrième directeur de cette étude qui dure depuis près de quatre-vingts ans, les bonnes relations sociales donnent le sentiment d'être heureux. Ce serait même le facteur le plus important voir l'unique source du bonheur. Encore faut-il être capable d'en profiter pleinement et pour cela il faut développer notre capacité à être pleinement conscient de l'instant présent.

L'affirmation de soi

Développer son aptitude à être présent « en conscience » est une grande source de joie et de bien-être. Cela nous permet de profiter pleinement de nos relations sociales. Mais cela ne suffit pas. Pour que nos relations avec les autres soient profitables, il faut pouvoir gérer cette relation et cela passe par la capacité à s'affirmer. L'affirmation de soi est une compétence qui permet de profiter d'une relation équilibrée. Pour que le partage avec l'autre soit bénéfique et nous rende heureux, il faut que chacun y trouve son compte.

Il existe quatre grands types de comportements lorsque l'on est en situation de relation sociale. Les comportements que l'on adopte au cours de l'échange sont déterminants pour la qualité du partage et le sentiment de bonheur que vont ressentir les protagonistes. La relation à l'autre sera fructueuse ou infructueuse selon notre capacité à gérer notre comportement et à influer sur celui des autres. Pour que les relations sociales rendent heureux, il faut que l'échange soit « gagnant - gagnant ». Ce principe très connu des spécialistes en négociation devrait s'appliquer dans nos relations quotidiennes.

Pourtant, ce n'est souvent pas le cas. Le manque d'affirmation de soi ne permet pas de mettre en place ce principe et bien des discussions laissent un goût désagréable. La crainte de l'autre, le manque d'estime de soi sont bien souvent les causes de ces échanges ratés et peu agréables provoquées par des comportements passifs, agressifs ou manipulateurs.

Le comportement passif a été celui que j'ai longtemps adopté. Ne pas exprimer ses besoins et ses désirs, baisser les yeux, parler doucement d'une voix qu'on n'entend presque pas, s'effacer, laisser l'autre dominer sont des caractéristiques flagrantes de ce comportement passif ou soumis. On parle le moins possible, on ne veut surtout pas se faire remarquer, on fait en sorte d'éviter le conflit. Dire non ne fait pas partie de nos capacités, nous sommes avant tout centrés sur ce que l'autre désire. En général, c'est surtout les autres qui parlent. L'échange n'en est pas vraiment un puisque l'autre parle 95 % du temps et nous seulement 5 %. Si l'on entame une conversation avec un but précis, il est rarement atteint si l'on utilise un comportement passif.

La crainte d'être critiqué, la peur du conflit, sont souvent à la base de ce type de comportement. La frustration, le regret en sont les principales conséquences. Lorsque l'on sort d'une conversation où l'on a été passif, nous savons que nous n'avons pas été capables de dire ce que nous souhaitions. L'échange a été entièrement dominé par les autres. Évidemment, ce type de relation n'apporte aucun plaisir et ne nous rend pas heureux. C'est même l'inverse qui se produit et cela nous amène à redouter encore plus les rencontres et les relations sociales. Ce qui devrait être la principale source de bonheur peut vite se transformer en une sinécure. Alors nous faisons tout ce qui nous est possible pour les éviter et lorsque cela est impossible, souvent parce que nous sommes incapables de dire non, nous sommes là physiquement, mais mentalement ailleurs. C'est une souffrance silencieuse, les relations sociales ne nous procurent plus aucun plaisir simplement à cause d'un manque de capacité à s'affirmer.

Le comportement agressif est l'inverse du passif. Seuls les besoins et les désirs de l'individu agressif comptent. Il ne voit pas ceux des autres et leur refuse même le droit de les satisfaire. La communication est claire et directe, souvent entièrement centrée sur lui-même. En général, il monopolise l'ensemble du temps de parole et ne laisse aux autres que les miettes. La personne qui manifeste un comportement agressif dans sa communication fait ressentir aux autres qu'elle n'a aucun intérêt pour eux et n'hésite pas à provoquer le conflit si l'on s'oppose à elle. Il y a peu de chance que les parties arrivent à s'entendre tant l'agressif est autocentré.

Pour les comportements du type agressif, l'objectif principal est de gagner. Les buts qui pouvaient être recherchés sont parfois atteints lorsque l'agressif arrive à faire naître la crainte dans l'esprit de ses interlocuteurs ou que la personne en face est plutôt du type passif. Mais souvent la colère montera des deux côtés débouchant sur une relation totalement stérile. Ce type de comportement même s'il peut engendrer un certain plaisir en cas de victoire ne peut pas engendrer un réel bien-être. Ce comportement détériore rapidement les relations qui du coup ne sont profitables pour personne. La critique, la recherche du conflit permanent et la communication à sens unique étant caractéristiques de ce type de personnalité, les autres deviennent vite évitant et s'éloigne de ce genre de relation. Pour ces différentes raisons, l'individu agressif se retrouve souvent seul et les quelques relations sociales qu'il peut avoir sont bien souvent désastreuses au point de vue du bonheur.

Le comportement manipulateur tout comme l'agressif, ne se préoccupe absolument pas des besoins et désirs des autres. Seul compte son propre intérêt et il est prêt à tout pour arriver à ses fins. Le manipulateur cherche à provoquer le sentiment de culpabilité, de pitié, de peur, de surprise ou encore de fascination pour obliger l'autre à répondre à ses désirs. Il n'hésite pas à utiliser le mensonge, la dissimulation, à masquer ses desseins pour mieux les réaliser aux dépens de l'autre. Par contre, il évite au maximum le conflit, préfère critiquer de manière indirecte, utiliser les sentiments des autres d'une manière sournoise. Si nécessaire, la personne manipulatrice pourra malgré tout utiliser la menace et chercher à provoquer la peur.

Gagner même si l'autre souffre pourrait être la devise du manipulateur. Ce type de comportement peut aussi parfois procurer un semblant de plaisir à celui qui l'utilise. Le sentiment de puissance que le manipulateur peut ressentir est la plupart du temps de courte durée. Les relations mettront peut-être quelque temps à se dégrader, mais c'est quasi inévitable. Bien sûr, la personne manipulatrice atteint souvent ses buts si elle est habile et qu'elle masque bien ses intentions réelles. Mais le contact avec ce type de personne provoque souvent un sentiment désagréable. Le sentiment de s'être fait avoir apparaît et la relation finit par se détériorer. Les manipulateurs se retrouvent alors vite exclus et leurs relations sociales sont de très mauvaises qualités.

Pour que le contact avec les autres soit une source importante de bien-être, le seul comportement réellement efficace est le comportement assertif ou affirmé. Les personnes qui ont développé leurs capacités d'affirmation de soi ne sont ni passives, ni agressives, ni manipulatrices. Leur communication est basée sur l'esprit gagnant-gagnant. Elles sont capables de parler de leurs besoins et de leurs désirs tout en écoutant et en prenant en compte ceux des autres. La communication est claire, mais calme et non directive. Chacun peut s'exprimer et le temps de parole est équilibré. Les agressifs n'ont pas de prises sur les personnes qui sont capables de s'affirmer. Les passifs eux recherchent ce type de contact qui leur permet de s'exprimer plus facilement et qui les écoute réellement. Les manipulateurs sont quant à eux vite démasqués et se retrouvent en fâcheuse posture face à des personnes qui ne sont ni craintives ni colériques.

Les relations sociales des personnes qui font preuve d'assertivité sont une vraie source de bien-être. Capables de dire non s'il le faut ou bien oui si cela ne va pas contre leur intérêt et dans le sens d'un véritable échange, les personnalités de ce type atteignent souvent leur but tout en conservant d'excellentes relations avec les autres. Elles savent communiquer efficacement, et sont capables de se faire respecter tout en respectant les autres. L'assurance est une autre de leurs caractéristiques. Quelle que soit la situation, elles sont à l'aise et ouvertes ce qui leur permet de profiter agréablement de leurs relations sociales.

Plusieurs éléments sont à travailler si l'on veut pouvoir s'affirmer et ainsi profiter pleinement de ses relations avec les autres. Il existe également des techniques de communication que l'on peut employer pour faciliter l'échange ou faire face à des personnalités difficiles.

Être capable de dire non est une compétence absolument indispensable. Elle fait en général défaut aux personnalités passives, mais avec du travail cette compétence peut tout à fait se développer. Dire non est difficile parce que l'idée provoque en nous de la culpabilité, une peur de décevoir, une peur du rejet ou une crainte de l'autorité. Ces peurs sont elles-mêmes basées sur notre besoin d'être accepté et aimé.

S'affirmer et être capable de dire non nécessite de modifier son comportement en prenant l'habitude d'exprimer clairement ses besoins et ses désirs, de chercher à résoudre les conflits par la discussion. Oser et prendre l'initiative plus souvent fait également partie du travail comportemental.

Ces modifications du comportement ne sont cependant pas possibles si elles ne sont pas accompagnées ou précédées de modifications au niveau de nos pensées. Il est indispensable de cesser toutes pensées de dévalorisation et de comprendre que nous avons autant de valeur que les autres. Une pensée importante à développer est que seule l'action peut nous permettre de réussir. « Qui ne tente rien n'a rien », « Qui s'instruit sans agir laboure sans semer », ces deux dictons prennent ici tout leur sens, sans action, rien n'est possible.

Enfin, au niveau émotionnel, développer ses capacités de calme, de confiance en soi et d'optimisme sont trois axes de travail prioritaires. Pour pouvoir s'affirmer, communiquer efficacement et profiter pleinement des relations sociales, ces aptitudes émotionnelles sont un préalable indispensable.

Être indulgent

Nous avons tous des défauts. Vous, moi, les personnes que vous aimez, celles que vous n'aimez pas et tous les autres aussi. Certains sont plus difficiles à vivre que d'autres mais personne n'y échappe. En permanence, nous vivons avec nos défauts et ceux des autres, ne pas les accepter est une erreur qui contrevient à notre bien-être.

Commençons par les défauts des autres. Parfois on les aime et d'autres fois non. Certains nous dérangent et d'autres nous amusent. Dans les deux cas, ils existent et nous devons nous en accommoder. Nous pouvons bien sûr chercher à en faire évoluer certains. Essayer de pousser l'autre à s'améliorer si le défaut en question est vraiment nuisible à l'autre ou à la relation que l'on entretient. C'est loin d'être toujours nécessaire ou utile. Pour autant ne pas chercher à transformer l'autre, ce n'est pas non plus ne rien dire. Accepter les défauts c'est aussi être capable d'en parler, de montrer à l'autre que son imperfection existe, mais que nous l'acceptons. Aimer, d'amour ou d'amitié, c'est accepter la personne telle qu'elle est. Si certains comportements nous agacent, le pire est peut-être de ne rien dire.

Si certains défauts nous répugnent alors c'est qu'il y a peu de chance que nous aimions réellement la personne. L'indulgence est une capacité qui améliore grandement nos relations avec les autres. Si nous souhaitons ressentir du bonheur lors de nos contacts avec les autres, nous devons pouvoir être indulgents avec eux. Ne pas juger d'une manière trop catégorique, ne pas être obsédé par les défauts des autres sans pour autant tout cacher sous le tapis est une grande enjambée vers le plaisir relationnel.

Certains défauts ne peuvent pas être tolérés. Dans certains cas, soit la personne est capable de modifier son comportement soit la relation tournera court et ne provoquera aucun bonheur. On ne devrait pas, par exemple, accepter de maintenir des relations avec des personnes violentes ou qui cherchent à nous rabaisser systématiquement. Dans le même ordre d'idée, les manipulateurs et autres pervers narcissiques sont des personnes que l'on peut considérer comme « toxique » et avec qui il est impossible d'avoir une relation propice au bien-être. Pour ces types de personnalités, la relation avec les autres n'est pas un partage, mais juste un besoin, un désir de dominer et de profiter sans envisager une seconde l'échange équilibré et harmonieux.

À l'inverse, bien des défauts peuvent être acceptés même parmi ceux qui provoquent chez nous une certaine gêne. Sont-ils si importants qu'ils nous empêchent d'être heureux ? Si la réponse est non alors c'est qu'ils sont acceptables. Je vis avec la même personne depuis plus de vingt ans. Elle m'accompagne depuis toutes ces années dans mes joies et mes peines. Chaque jour elle est à mes côtés, qu'importe les problèmes et les soucis, le lien qui nous unit est solide. A-t-elle des défauts ? Bien sûr. Elle est colérique, elle voudrait avoir toujours raison, elle est souvent trop directive et elle n'a aucune confiance en elle. Est-ce que ses défauts me dérangent ? Parfois oui. Mais cela ne m'empêche absolument pas d'être heureux. Je suis au courant de ses défauts depuis de nombreuses années, je les ai acceptés, car l'amour que je ressens pour elle est bien plus grand que l'agacement qu'ils peuvent parfois provoquer chez moi. Ils existent, ils sont là, mais ils ne sont pas d'une importance capitale. Ils ne nuisent pas à mon bonheur. Un proverbe russe dit « Les défauts sont épais là où l'amour est mince », face au bonheur que nous procurent les personnes que nous aimons, leurs défauts sont bien peu de choses et les accepter nous permet de récolter quelques grappes de bien-être supplémentaires.

Passons maintenant aux défauts les plus importants. Quels sont-ils ? Tout simplement les nôtres. Oui vous et moi avons aussi des défauts et les autres ne sont pas les seuls concernés. Le Dalaï-Lama a dit un jour « Être conscient d'un seul de ses défauts est plus utile qu'être informé de mille travers chez quelqu'un d'autre. » Savoir que l'on n'est pas parfait permet d'avancer et d'envisager des contres mesures à nos défauts les plus gênants. Mais plus important encore, il faut apprendre à être indulgent envers soi-même. Bien souvent, nous avons tendance à faire une montagne de nos défauts alors que nous arrivons à accepter ceux des autres. Ici encore, cela ne veut pas dire qu'il ne faille rien faire pour s'améliorer. Simplement, il s'agit de ne pas en faire une obsession et de s'accepter tel que nous sommes.

L'une des plus grosses erreurs, que nous commettons souvent, est de tenter de masquer nos défauts. Les défauts se voient, même si nous les cachons du mieux possible, ils finiront par apparaître. Nous agissons souvent de la sorte lors d'une nouvelle rencontre. Nous voulons sembler parfaits, plaire. Mais au bout de quelque temps, le naturel fini par ressurgir et les défauts avec. A ce moment là, les personnes avec qui nous avons commencé à bâtir cette relation peuvent ne plus nous voir de la même manière. Elles peuvent se sentir trahies, en occultant nos défauts nous leur avons menti. Évidemment, il n'est pas question de déballer tous ses défauts à la première rencontre. Imaginez-vous lors d'un entretien de recrutement en train d'énumérer une liste de défauts longue comme le bras. Mais pour autant, jouer un jeu pour ne pas les laisser transparaître à bien peu de chance de réussir.

Il y a deux avantages principaux à la connaissance de ses propres défauts. Le premier est de pouvoir les combattre si c'est nécessaire. Si je suis trop colérique, peut être aurais-je intérêt à trouver des moyens pour mieux me contrôler. Si je suis trop désordonné, pourquoi ne pas suivre un stage d'organisation ? On peut parfaitement lutter contre ses défauts. Cela demande du travail, mais c'est tout à fait possible. Encore faut-il que ces imperfections soient de nature à nous causer des problèmes ou à limiter notre bien-être. Si l'un de mes défauts m'obsède, chercher à l'éliminer est tout à fait indiqué. Si vos défauts ne sont pas trop gênants pour vous ou pour les autres, acceptez-les tels qu'ils sont et ne vous en préoccupez pas davantage.

Le deuxième avantage à connaître ses défauts est que certains peuvent se transformer en force ou en opportunité. Ainsi, quelqu'un de perfectionniste recherche l'excellence, mais jamais ne se satisfait de ses réalisations. Avec quelques petits efforts, elle peut devenir rigoureuse et ainsi conserver le fait d'aimer le travail bien fait, mais en reconnaissant et appréciant ses résultats. Ici encore, l'élément important est d'être capable de s'adapter.

Parce que j'ai parlé plus haut des défauts de ma compagne et parce que je veux éviter les conflits, je suis bien obligé d'évoquer ici mes propres défauts. Entêté, renfermé, « bordélique », papillonnant, indécis, timide, timoré, je manque également souvent de confiance en moi. Voilà pour l'autocritique, mes proches, ceux qui me connaissent jugeront et pourront agrandir la liste sans difficulté.

Résilience

J'entends par résilience la capacité d'une personne à surmonter de très grandes difficultés et à progresser dans la vie. Faire face aux problèmes et les surmonter sans se laisser submerger. Rester positif malgré l'adversité, se relever de ses échecs et continuer à aller de l'avant. La résilience est une véritable source de bien-être. Cette aptitude à repartir malgré les aléas de la vie, les soucis et les malheurs est commune à la plupart des gens qui connaissent de grandes réussites et qui sont heureux. Je l'ai déjà évoqué, le bonheur n'est jamais permanent. C'est avant tout connaître plus d'émotions positives que de négatives, être plus souvent heureux que malheureux. La résilience aide énormément à atteindre ce but. Savoir traverser l'adversité et en sortir en conservant une attitude positive est un atout considérable pour parvenir au bonheur.

La résilience est liée à l'optimisme et à l'espoir. Comme la plupart de nos capacités, il ne s'agit pas d'un don inné, mais bien d'une aptitude que l'on peut renforcer. Certains d'entre nous en sont naturellement bénéficiaires, d'autres devront faire de gros effort pour l'intégrer. Maintenir une attitude positive même dans la difficulté ce n'est pas pour autant pratiquer l'affirmation positive à outrance ou l'automotivation forcée. D'abord, il faut pouvoir accepter ses problèmes. Ce n'est pas forcément la partie la plus facile. Lorsque l'on se retrouve en grande difficulté, il n'est pas rare de minimiser les problèmes ou de refuser de les voir. Inconsciemment, cela permet de ne pas avoir à les affronter et limite les douleurs émotionnelles. Mais cette attitude n'est souvent qu'une protection temporaire. Les difficultés ne cesseront pas d'elles-mêmes et il y a de fortes chances qu'elles continuent d'empirer. Les accepter dès le départ est beaucoup plus efficace. Appréhender la réalité des problèmes, en accepter notre part de responsabilité et uniquement notre part, ne pas se voiler la face permet une résolution plus rapide.

Le principe de responsabilité est très important. En général il y a deux types de réactions courantes en cas de difficulté. La première c'est de nier sa responsabilité. C'est la faute à untel, au temps, à l'état ou à pas de chance, mais surtout pas la nôtre. Il est assez rare que cela soit vrai. Nous avons forcément une responsabilité dans ce qui nous arrive. La deuxième réaction est de tout ramener à soi. C'est ma faute, je suis seul responsable. Cela entraîne la plupart du temps des ruminations et une chute vertigineuse de l'estime de soi. Il peut arriver que l'on soit seul responsable, mais ne même pas envisager les circonstances extérieures ou les autres personnes impliquées équivaut à supprimer des solutions possibles. L'idéal est une troisième voie où nous observons la situation sous tous les angles. Nos responsabilités, celle des autres et celles des circonstances sont trois options possibles et mieux vaut les explorer toutes afin de n'être ni dans le déni ni dans l'auto flagellation. Accepter le problème, l'analyser dans son ensemble, ne pas fuir ses responsabilités, sans pour autant oublier que nous sommes rarement l'unique maillon, sont le meilleur moyen de pouvoir rester positif et de trouver des solutions efficaces et créatives.

Il faudra ensuite conserver l'optimisme et l'espoir d'un avenir meilleur. Ceci n'est pas une chose facile lorsque nous sommes au beau milieu de nos difficultés. Maintenir l'espoir d'une issue favorable, c'est d'une certaine manière se l'autoriser. Envisager uniquement l'avenir d'une façon réaliste et objective c'est se fermer soi-même les portes aux nez en ne faisant jamais rien. Être optimiste permet d'éviter l'immobilisme. Sans un minimum d'espoir de réussite, nous ne tentons plus rien et donc continuons notre vie sans ne jamais rien changer et sans même essayer d'avoir une vie meilleure. Optimisme ne veut pas dire naïveté. On peut tout à fait être à la fois optimiste, croire en son avenir et rester parfaitement lucide sur le travail que cela va demander et les efforts à fournir. De nombreuses études depuis une soixantaine d'années confèrent à l'optimisme un fort impact sur notre santé et notre vitalité. D'après les résultats de ces études, les personnes optimistes seraient moins malades, auraient une espérance de vie plus longue, souffriraient moins du stress et de la déprime et vieilliraient en meilleure santé.

Conserver un bon niveau d'espoir en l'avenir peut paraître contradictoire avec une période de difficulté. C'est pourtant à ce moment précis qu'il est le plus utile. Pour rester optimiste même quand tout ne va pas bien, il vaut mieux en avoir fait une habitude. La première piste pour ancrer l'optimisme en soi est de cesser de ressasser le passé. Nous avons déjà évoqué les problèmes liés aux ruminations négatives et le pessimisme en est un. À l'inverse, repenser à des évènements heureux et en accepter la responsabilité peut donner un bon coup d'accélérateur à notre motivation. Une autre méthode pour cultiver l'optimisme est de se focaliser davantage sur les qualités que sur les défauts. Reconnaître que les autres ne sont pas tous nuls, s'astreindre à éviter de critiquer tout et tout le monde. Mettre un peu de positif sur notre vision du monde aide à s'imaginer un futur qui soit également positif. Une dernière piste est d'examiner ses pensées négatives et limitantes. Nous forgeons nos convictions à force d'expérience et lorsque nous en avons vécu plusieurs de négatives, nous créons dans notre esprit ce que l'on appelle des convictions limitantes. Par exemple, une personne en recherche d'emploi qui a subi plusieurs refus peut développer l'idée qu'elle est incapable de trouver du travail. Pour enrayer ces convictions, il faut les examiner en recherchant des preuves que nos convictions sont justes. S'il n'en existe pas, c'est qu'elles sont fausses. Pour notre chercheur d'emploi cela pourrait correspondre à : « Qu'est-ce qui prouve à 100 %, scientifiquement, que je ne peux pas trouver d'emploi ? »

Dernière étape de la résilience, il faut également être constructif et apprendre de ses échecs. Après avoir fait face aux convictions limitantes, il est utile de pouvoir examiner nos échecs et nos revers pour en examiner objectivement les causes. Connaître la source de ses échecs permet d'éviter de recommencer plusieurs fois les mêmes erreurs. Cette étape ne devrait pourtant être entamée qu'après avoir travaillé sur la responsabilité et l'optimisme. Sans ces préalables, l'analyse risque fortement d'être faussée et donc totalement inutile. Si nous sommes incapables de voir objectivement les responsabilités, notre inconscient choisira pour nous et l'analyse de l'échec pourrait se limiter à une critique de soi ou des autres. Sans optimisme, il y a même peu de chance que l'analyse démarre puisque notre négativité nous incite par avance à laisser tomber tous nos projets. Pour pouvoir tirer de vrais enseignements d'un échec, il faut une analyse froide, dénuée de toutes émotions et de tout sentiment. Quelles erreurs ont été commises ? Comment aurions-nous pu faire mieux ? Tout le processus du projet doit être revu à grand coup de pourquoi et de comment. À partir de ces éléments, il sera possible de tirer des conséquences utiles à nos projets.

La résilience ne vous empêchera pas d'échouer. Elle vous aidera par contre à mieux supporter vos échecs et à pouvoir en tirer des leçons qui vous permettront de progresser sur le chemin de la réussite. Concernant l'échec, l'optimisme et la résilience, j'ai lu des dizaines de fois et mémorisé une histoire que l'on devrait toujours garder à l'esprit. Il s'agit de l'histoire d'un jeune garçon à qui l'on indiqua que bien qu'il fut déjà un athlète il ne serait pas choisi dans l'équipe de basket-ball universitaire et qu'il ne deviendrait jamais un joueur professionnel parce qu'il n'était pas assez grand. Plus tard, cette personne déclara : « *J'ai raté 9000 tirs dans ma carrière. J'ai perdu presque 300 matchs. 26 fois, on m'a fait confiance pour prendre le tir de la victoire et j'ai raté. J'ai échoué encore et encore dans ma vie. Et c'est pourquoi j'ai réussi.* » Michael Jordan a marqué 32 292 points au cours de sa carrière et est donc le troisième plus grand marqueur de l'histoire du basket-ball. Il a été deux fois médaille d'or aux Jeux olympiques, a gagné dix fois la première place en NBA, a été classé parmi les cinquante meilleurs joueurs de l'histoire. Son palmarès est loin d'être fini, mais ces quelques exemples devraient largement suffire à nous convaincre que l'échec n'est pas une fatalité et qu'apprendre à s'en remettre c'est s'offrir un accès à la réussite et au bonheur.

Savoir changer de perspective

L'être humain est ainsi fait. Il a toujours tendance à donner une prépondérance aux éléments négatifs qui jalonnent son parcours. Certaines personnes sont plus tentées que d'autres de voir tout en noir. Les problèmes et les soucis que nous rencontrons tout au long de notre vie ne font qu'empirer les choses. Les émotions négatives prennent alors de plus en plus de place dans notre existence. Quelle que soit la situation à laquelle nous sommes confrontés, le côté négatif est omniprésent et occulte totalement les éléments positifs. Notre mémoire prolonge cet effet. Essayez donc de vous remémorer un souvenir lointain. Est-il positif ? Non, c'est tout à fait normal et ce sera comme cela environ huit fois sur dix. Notre cerveau est fait pour fonctionner ainsi. Mettre le négatif en premier est une façon d'organiser sa protection. Quand rien ne va, c'est encore pire. Le négatif prend rapidement toute la place. Vivre en ayant la tête remplie de pensées qui nous font souffrir est un véritable cercle vicieux. Chaque pensée entraîne un sentiment négatif qui crée lui-même de nouvelles idées noires. Les ruminations et la dévalorisation finissent par s'en mêler et nous devenons incapables de retrouver des sentiments positifs. La négativité nous empêche de réaliser notre potentiel, elle bloque notre accès au bien-être. Elle amène les regrets, la déception permanente et nous fait perdre toute motivation. Lorsque notre esprit négatif prend le dessus, la plupart de nos actions sont contraintes. Nous n'agissons plus par envie ou avec l'espoir d'obtenir du mieux, mais simplement parce que nous y sommes obligés. Sans motivation et sans entrain, la plupart de nos tentatives sont vouées à l'échec et ces essais ratés viennent augmenter notre négativité.

Notre négativisme est en grande partie dû à nos biais cognitifs. Notre façon de penser est basée sur des stéréotypes et des préjugés incrustés dans notre esprit. Cette manière dont inconsciemment nous traitons les informations est une source d'erreur dans notre jugement. Le biais de négativité qui nous fait davantage prendre en compte les expériences négatives en fait partie. Mais ce biais n'est pas le seul responsable. L'effet de rebond par exemple est un sale tour que nous joue notre mémoire en ramenant toujours à la surface des pensées que nous cherchons à refouler. Plus on essaie de confiner nos idées noires au fin fond de notre esprit, plus elles apparaissent présentes à notre conscience. La perception sélective qui nous pousse à interpréter les situations et les évènements en fonction de notre passé, de nos valeurs ou de nos intérêts est également source de négativité. Cette perception sélective entraîne également des erreurs qui vont se transformer en émotion négative. Le biais d'induction est lui aussi un phénomène qui est source de pensée négative. Ce biais, qui est bien connu des psychanalystes, est notre tendance à nous imaginer que le futur ressemble forcément au passé. Ainsi, nous pensons que les expériences négatives que nous avons vécues ou rencontrées vont se reproduire encore et encore. Cette généralisation couplée au biais de négativité a un effet dévastateur sur nos sentiments positifs. Nous ne voyons que les difficultés et les problèmes et nous transformons nos soucis passés en images de notre avenir. Nous pouvons aussi ajouter le biais de confirmation qui est une tendance courante à ne rechercher et ne s'intéresser qu'aux informations qui confirment nos croyances et à ignorer celles qui les contredisent. Notre esprit semble donc bien peu armé pour faire face à la négativité qui nous est beaucoup plus naturelle. Pourtant vivre en étant plus positif est une capacité qui concourt grandement à notre bien-être et qui peut se travailler et se développer.

Être plus positif ce n'est pas pour autant vivre au pays des Bisounours ou encore se forcer à se répéter que tout va toujours bien. Il arrive que nous connaissions le malheur. Nous pouvons rencontrer la douleur et avoir des émotions négatives. La tristesse, la colère ou la déception existent et vouloir les chasser ne ferait sans doute que les renforcer et l'effet rebond jouerait pleinement son rôle en faisant ressurgir continuellement ces expériences émotives. Rechercher plus de positivité, ne veut pas dire se forcer à penser positif quoi qu'il arrive. Donner plus de place à nos sentiments et expériences positives est plus approprié que de vouloir annihiler toute pensée négative. Les experts en psychologie positive estiment que notre niveau de bien-être augmente considérablement lorsque nous sommes capables d'accepter aussi bien nos sentiments positifs que les négatifs et que nous faisons en sorte de connaître un plus grand nombre de petits événements positifs tout au long de notre journée. Il semblerait même que la plupart des personnes qui ont un niveau de bien-être subjectif supérieur à la moyenne ont deux tiers d'émotions positives contre un tiers de négatives.

Pour développer des états d'âme positifs, il existe une méthode très simple à expliquer, mais dont l'effet est surprenant. Elle nécessite un peu de pratique et quelques efforts pour faire face au naturel, mais les résultats sont assez vite motivants. Le changement de perspective est une façon d'appréhender les évènements qui modifie en profondeur notre tendance à la négativité. S'astreindre à voir les situations d'un autre œil est sans doute le meilleur moyen de vivre positif sans tomber dans les systèmes de positivité forcée et de rejet du négatif bien souvent inefficaces. Changer de point de vue nous permet de trouver du positif en toute objectivité dans bien des situations difficiles. Cela n'occulte en rien les aspects négatifs, mais permet d'équilibrer nos sentiments et nos pensées. Les débuts sont parfois difficiles, car voir du positif dans des situations malheureuses n'est pas un réflexe naturel. Pourtant avec un simple travail de pensée objective on imagine facilement des façons différentes et plus agréables de voir les évènements. Une situation douloureuse possède presque toujours une possibilité de vision positive. J'ai raté pas mal de choses au cours de ma vie, j'ai connu pas mal d'échecs et de déboires. Pourtant si j'analyse objectivement les évènements et que je les observe avec d'autres perspectives, je peux faire ressortir du positif des choix que j'ai parfois fortement regrettés. Ainsi, professionnellement, l'un de mes choix à entraîner de grands regrets, car le résultat s'est avéré décevant. Mais si je l'observe sous d'autres perspectives, ce choix m'a permis de profiter d'une certaine liberté que je n'aurais pas connue si j'avais choisi une autre option. Ce sont aussi ces difficultés qui m'ont dirigé vers cet instant précis où je suis en train de prendre du plaisir à écrire ses lignes. Les exemples sont innombrables, et l'on pourrait trouver des effets positifs à nombre de situations dramatiques. Sans aller jusque-là, le changement de perspective est une démarche très utilisée en coaching et en psychologie où le praticien amène celui qui le consulte à voir les choses d'une manière différente pour en faire ressortir des enseignements positifs et utiles.

Les capacités ou aptitudes que sont la présence, la résilience, l'indulgence, l'affirmation de soi et la mise en perspective sont toutes les cinq des forces que nous pouvons développer afin de rendre notre vie plus agréable. Si l'on admet comme les psychiatres du courant positif, que le bonheur se renforce par la succession d'expériences et d'émotions positives et plaisantes, ces aptitudes sont sans aucun doute des tremplins efficaces pour atteindre cet objectif de bien-être.

Deux exercices magiques

En psychologie positive, on considère que notre capacité au bonheur est divisée en trois parties. La première est la génétique qui serait responsable de 50 % de notre bien-être. La deuxième est composée par les facteurs extérieurs tels que la richesse, la pauvreté ou encore le fait de vivre en couple ou non. Cette partie n'influerait cependant que sur 10 % de notre capacité. La dernière partie qui représente donc 40 % de cette capacité est liée à notre intention personnelle. C'est sur cette partie que le travail de psychologie positive se concentre.

En m'intéressant à ce courant de la psychologie, j'ai redécouvert un exercice que j'ai beaucoup utilisé étant plus jeune. Les aléas de la vie m'avaient fait abandonner ce travail, mais même si à l'époque ma pratique était un peu différente, j'y ai très vite retrouvé un grand intérêt. Au même titre que l'activité physique, la méditation fait maintenant partie de ma routine matinale.

Méditation

La méditation est une pratique plusieurs fois millénaire. Le taoïsme dont l'origine remonterait à plus de 2000 ans avant Jésus Christ faisait déjà pratiquer la méditation à ses adeptes. Le bouddhisme, le yoga et d'autres disciplines ont par la suite pris le relais et les pratiques méditatives n'ont quasiment jamais cessé de se développer jusqu'à nos jours. Il existe de nombreuses manières différentes de méditer, mais il semblerait que les bienfaits soient eux universels.

Aujourd'hui, la méditation a le vent en poupe. Des études scientifiques sont venues corroborer les affirmations des traditions anciennes. Les neuroscientifiques ont ainsi pu déterminer l'impact de la méditation sur le cerveau et notamment sur le vieillissement cellulaire. Des psychologues canadiens ont également démontré que la méditation était très bénéfique dans les cas de dépression et que les risques de rechutes diminuent de 40 % lorsque le patient pratique la méditation.

Les scientifiques ont par ailleurs mis en évidence l'effet de la méditation sur le stress et l'anxiété, mais aussi sur les facultés d'attention, le renforcement du système immunitaire ou encore l'hypertension.

Au vu des résultats des nombreuses études effectuées sur la méditation, il n'est pas très difficile de convaincre des bienfaits qu'apporte cette pratique. Les freins qui bloquent la plupart des gens ne sont pas liés à son intérêt pour le corps et l'esprit. C'est bien souvent le côté un peu obscur ou métaphysique qui effraie. On relègue souvent le fait de méditer à une pratique de moine en toge rouge ou orange. Les préjugés ont souvent la vie dure et bien que des experts cherchent à la faire connaître et pratiquer au plus grand nombre, la méditation souffre toujours de l'image d'un truc un peu bizarre pratiqué par des religieux et quelques hurluberlus new-âge. La peur du ridicule est également présente. Certes, la méditation est pratiquée par des moines bouddhistes et de nombreux religieux. Mais elle est aussi pratiquée par des psychiatres, des cadres de haut niveau, des PDG, des ouvriers, des chômeurs ou encore des agriculteurs et des hommes politiques. Il ne s'agit pas d'une lubie de quelques illuminés ou de personnes plus ou moins mystiques. Pratiquer la méditation c'est juste vouloir se recentrer sur soi et profiter d'un moment de travail sur son esprit. Méditer c'est reprendre un peu de pouvoir sur son mental. Non pas pour chercher à le dominer, mais pour l'observer et en découvrir toutes les facettes. La méditation n'est pas non plus concentration même si d'extérieur on pourrait trouver des ressemblances. En fait la méditation n'est pas un effort de concentration, mais une observation de ses pensées dans un état de relaxation et de détente.

Avec quelques recherches, on peut découvrir un grand nombre de formes de méditation. Actives, dynamiques, avec objet ou encore guidées, toutes ces méthodes pour méditer ont leurs spécificités, mais leurs objectifs restent très semblables. Parmi les pratiques les plus connues, vous entendrez souvent parler de vipassana, de zen, de méditation transcendantale, de mindfullness ou pleine conscience. Il s'agit des méthodes les plus pratiquées actuellement. La pleine conscience est d'ailleurs préconisée par les praticiens de psychologie positive.

Vipassana se singularise par sa relation à Bouddha qui avec elle a atteint l'illumination. Pratiquer cette méditation consiste à observer sa respiration. Non pas de la contrôler ou de la forcer, mais simplement d'en observer les quatre temps. Inspiration, arrêt, expiration, arrêt. La respiration n'est pas un flot continu d'inspire-expire, entre ces deux mouvements le souffle fait une pause d'une fraction de seconde que l'on doit observer. Rester simplement en état d'observation de son souffle peut paraître facile ou ridicule, mais ceux qui essaieront s'apercevront vite de la difficulté et de l'envahissement des pensées non souhaité.

La méditation zen vient également du bouddhisme. Cette méditation issue de la tradition bouddhiste mahayana fut transmise de l'Inde à la Chine où ce courant se nommait Chan. Elle a continué son voyage vers le Japon ou le nom de zen est apparu. Sans entrer dans les détails, la méditation zen se pratique dans la posture zazen qui est le seul point de fixation de l'esprit. Zazen doit être sans but, il aide à la connaissance de soi et à la découverte de sa vraie nature.

Il existe déjà de nombreux livres sur les différents types de méditation et toutes les détailler ici ne vous serait pas d'une grande utilité. Les trois exemples mentionnés ci-dessus vous permettront d'approcher cet outil de bien-être. Il faudra faire quelques recherches supplémentaires pour trouver votre voie et la méthode qui vous conviendra le mieux. L'essentiel une fois encore est de s'y mettre et de pratiquer.

Ma pratique ne sera pas forcément la meilleure pour vous. Je vous livre ici la méthode que j'ai décidé de suivre uniquement à titre d'exemple et parce que je connais son efficacité. Elle pourra vous servir telle quelle ou vous pourrez l'utiliser comme base pour évoluer vers d'autres techniques. Il n'y a pas à mon sens de bonnes ou de mauvaises méthodes mêmes si parfois les pratiquants semblent s'opposer. Cette lutte verbale que se livrent certains groupes de méditants ne montre, pour moi, qu'une seule vérité : ceux qui veulent à tout prix défendre la supériorité de leur méthode n'ont certainement pas compris l'objectif de la méditation.

Venons-en à ma pratique actuelle, celle qui m'a aidé à retrouver le chemin du bonheur et qui renforce mon bien-être jour après jour.

Partons tout d'abord du bon pied, même si je m'entretiens physiquement et que je pratique certains exercices issus du yoga, je n'ai absolument pas la souplesse nécessaire pour utiliser la position dite du lotus ou zazen. Il s'agit de la position avec laquelle la méditation est la plus illustrée. Celle où l'on est assis avec les pieds qui reposent sur la cuisse opposée. J'y travaille, mais pour l'instant j'en suis à mille lieues. Cela ne m'empêche pourtant pas de méditer. Cette position qui est devenue un symbole de la pratique méditative n'a rien d'obligatoire. Il semble d'ailleurs que le Dalaï-Lama, qui médite plusieurs heures par jour, le fasse assis dans un fauteuil. Il est vrai que du haut de ses 82 ans au moment où j'écris ces lignes, ses articulations doivent être plus douloureuses. On peut méditer dans n'importe qu'elle position, assise, debout ou allongée (le risque de cette dernière étant de s'endormir). La méditation n'est même pas forcément liée à une position statique. Elle peut parfaitement se pratiquer en mouvement, au cours d'une marche ou d'exercices doux.

Faisons notre premier pas dans l'univers infini de la méditation où les méthodes sont innombrables. Les experts, réels ou autoproclamés, les maîtres et les gourous ne le sont pas moins. Face à toutes ces possibilités, il est pourtant toujours aussi difficile de définir ce qu'est la méditation. Les tentatives ne manquent pas, mais bien peu parviennent à apporter un réel éclairage à défaut d'une définition simple. Je ne me risquerais pas dans cette voie qui serait pour moi une impasse. D'abord parce que je ne prétends aucunement être un expert, mais aussi parce que je suis persuadé de l'impossibilité d'accomplir une telle tâche. Il est assez facile d'enseigner des exercices méditatifs, de guider des gens vers cette pratique qui ouvre tant de portes. Par contre, je pense que vouloir expliquer la méditation avec des mots est voué à l'échec. Elle est pour moi une voie et une pratique personnelle, nul ne peut dire ce que méditer sera pour vous. On en connaît les bienfaits, on sait les effets que produisent une pratique régulière sur notre corps et notre cerveau. Le ressenti et la définition de l'état dans lequel on se trouve lors de la pratique restent cependant propre à chacun d'entre nous. Vouloir donner une définition universelle de la méditation, c'est oublié que chaque esprit est différent et que même si l'on utilise une méthode identique, nos sensations restent uniques. C'est pour moi le premier pas. Comprendre que la méditation regroupe de multiples horizons et que l'important est de trouver le nôtre par la pratique. La méditation ne se définit pas elle ne peut que s'expérimenter et se vivre.

L'éveil, le nirvana, le samadhi, la sagesse absolue ou que sais-je encore, sont des objectifs tout à fait louables et certainement des résultats extraordinaires que peuvent atteindre certains méditants. Si ces éléments sont conformes à vos croyances, à vos buts alors allez-y. Chacun sa voie, je suis bien loin de ses états merveilleux qui semblent des buts ultimes. Ma compréhension de la méditation et mes capacités de méditant sont bien trop limitées pour que je cherche à avancer dans cette direction. Ma pratique est beaucoup plus simpliste, plus terre à terre, trop diront certains. Je sais déjà que certaines personnes trouveront que mon idée de la méditation n'est pas bonne, que je fais fausse route et que je ne devrais même pas parler de méditation, car je n'y connais rien. Qu'ils pensent et disent ce qu'ils veulent. L'une des choses que m'a permis d'atteindre le travail que j'expose dans ce livre est l'acceptation de la critique. Pas toutes, je ne suis pas un grand maître totalement ouvert, mais j'ai fait d'énormes progrès en peu de temps. C'était un trait de mon caractère que je trouvais fort désagréable et peu à peu je prends le dessus sur cette inaptitude qui est cause de bien des problèmes et de souffrances.

J'entrevois qu'une question doit vous tarauder l'esprit. Non je ne suis pas devenu devin avec la méditation, mais je suis presque sûr de tomber juste. Vous vous demandez sûrement pourquoi je vous expose ma pratique et pourquoi vous devriez continuer à lire dans la mesure où je vous ai dit que la méditation ne s'explique pas, qu'elle est personnelle et que seule la pratique compte. Sacrée contradiction, mais peut-être pas tant que ça. J'aurais pu me contenter de vous parler des bienfaits, de ce que cela m'a apporté, de ce que vous en retirerez et vous dire de vous lancer. C'est possible, allez-y ! Certains parmi vous s'en sortiront très bien. Mais pour d'autres ce sera peine perdue. Comme pour presque tout ce que l'être humain fait, un apprentissage est nécessaire. Lorsque vous avez appris à marcher, vous êtes tombé pas mal de fois sur vos fesses avant de réussir vos premiers pas. Vous avez appris parce que vos parents vous ont guidés, vous ont tenu les mains pour que vous conserviez votre équilibre et parce que vous les avez imités. Cela a été le même processus pour apprendre à manger avec une fourchette ou pour apprendre à conduire. On apprend par l'observation, l'imitation et parce que l'on nous guide. Ensuite, avec la pratique, nous prenons notre envol et nous libérons de l'exemple. C'est cet exemple que je souhaite vous montrer et ensuite vous en ferez ce que vous voudrez en fonction de vos buts et de votre ressenti.

Venons-en au fait. Comment je m'y prends et qu'est-ce que je fais lorsque je médite ? Je pratique deux types d'exercices qui sont complémentaires. Le premier type, ce sont des exercices de concentration. Dans la pratique méditative, on trouve souvent des exercices de ce type. Ils ne sont pas à proprement parler des méditations, mais ils sont très utiles pour aller plus loin. Développer sa capacité à se concentrer est très utile pour la méditation, mais aussi pour la vie courante. Il serait dommage de s'en priver. Le choix des exercices est vaste et leur pratique peut se faire à tout moment. Lorsque je m'installe pour méditer, je commence par un exercice que je vais vous détailler, mais il m'arrive d'en pratiquer d'autres au cours de la journée, il suffit de quelques minutes. Celui qui est le plus souvent l'entrée en matière de ma séance est issu du yoga. Il s'agit d'un travail d'observation et de visualisation qui consiste tout simplement à observer un objet, n'importe lequel, de fixer son esprit dessus pour l'examiner sous toutes ses facettes sans cligner des yeux. Lorsque cela devient impossible, je ferme les yeux et je visualise l'objet dans ses moindres détails. J'essaie de faire preuve d'une grande précision et de conserver une image claire le plus longtemps possible. Rien de bien compliqué en apparence, mais au début on perd souvent l'image en quelques secondes. C'est mon exercice de base, mais vous en trouverez facilement d'autres. Les exercices de concentration permettent de se libérer de la fatigue mentale, ils ont une grande influence sur notre efficacité quotidienne et améliore grandement notre capacité de présence dont nous avons déjà parlé.

La deuxième étape de la séance consiste en une forme de méditation que l'on appelle pleine conscience ou mindfullness. Ma façon de pratiquer n'est peut-être pas totalement pure, mais elle m'a permis d'obtenir des résultats qui me conviennent. C'est une méthode qui est aujourd'hui très pratiquée. Elle est fréquemment utilisée dans les thérapies cognitives aussi bien pour la réduction du stress que pour le traitement de la dépression, notamment pour son efficacité contre les rechutes. Le principe est d'ouvrir son esprit au moment présent en le guidant sans aucune tension vers un élément ciblé comme un son ou sa respiration ou au contraire à embrasser toutes les sensations ressenties en se détournant calmement des pensées envahissantes. Chaque sensation est acceptée et prise en compte au moment de son apparition. Nous rejoignons ici le passage sur les vertus de la présence. L'objectif de la pleine conscience est de développer cette capacité à vivre l'instant présent. Je commence en général par focaliser mon esprit sur mon souffle, à le ressentir, mais sans lui imposer de rythme, juste le contempler. J'ouvre ensuite le champ de ma conscience aux sensations de mon corps puis aux bruits qui peuvent exister autour de moi. Lorsqu'une pensée autre apparaît dans mon esprit, je la prends en compte, je l'accepte et puis je la laisse partir et je reviens à l'instant présent. Je ne force pas, je ne cherche pas à empêcher les pensées parasites. Je me contente de prendre note de leur existence et de leur inutilité au moment présent. Ces pensées ou images qui traversent mon esprit n'ont rien de mauvais, elles sont tout à fait normales, leur apparition est inéluctable. En fait, elles font partie de l'exercice et le fait de s'apercevoir qu'elles existent signifie que l'on est dans la pleine conscience.

Cet exercice de méditation est reconnu pour ses bénéfices importants sur le plan de la gestion du stress et des émotions. En nous permettant de nous accrocher au présent, il nous permet également d'apprendre à dissocier les pensées automatiques, les ruminations et les pensées utiles et conscientes. Être connecté au présent nous donne également la possibilité de gagner en efficacité, en productivité, mais aussi et surtout en bien être en profitant pleinement de chaque petit moment de plaisirs et de joie.

L'introspection

C'est le deuxième exercice qui m'a beaucoup aidé et m'a permis une grande progression personnelle. L'introspection est un concept qui comme la méditation peut s'avérer obscur et difficile à appréhender. Dans mon esprit, ce concept est pourtant plutôt simple. Selon le dictionnaire Larousse, l'introspection est « l'observation méthodique, par le sujet lui-même, de ses états de conscience et de sa vie intérieure. » On se rapproche assez du fameux « connais-toi toi-même » de Socrate. Réfléchir sur soi, sur ce que l'on est, sur ce que l'on veut et sur ce que l'on ne veut pas, permet de comprendre d'où viennent nos tourments. Vivre sans prendre en compte ses valeurs et ses envies se rapproche plus de la survie que d'une vie heureuse et agréable.

L'introspection est par ailleurs un excellent moyen de découvrir nos pensées limitantes, celles qui sans arrêt nous bloquent et nous font refouler nos envies et nos désirs. Le « Tu n'en es pas capable » est certainement l'exemple le plus flagrant. Combien de fois ai-je employé cette expression ? La réponse doit être un nombre avec énormément de chiffres. Elle fait partie de ces phrases qu'on se répète inlassablement dès que l'occasion se présente. Dans la même veine, on retrouve fréquemment « Je suis trop vieux ou vieille », « On ne peut pas tout avoir dans la vie », « Se tromper c'est un échec » ou encore « Je n'ai pas le droit à l'erreur » et « Je ne réussirais pas ». Ces pensées sont néfastes et il est très difficile de s'en débarrasser puisque la plupart du temps elles sont véritablement ancrées dans notre cerveau. Le résultat est un manque d'audace, un manque de réussite voir parfois des troubles physiques qui surviennent par des biais psychosomatiques. L'introspection nous permet non seulement de découvrir ces croyances, mais aussi de les contrecarrer en leur opposant la logique. Ces pensées n'ayant la plupart du temps aucune réalité, les observer calmement en recherchant des preuves inexistantes de leur véracité suffit parfois à nous déconditionner. Certaines croyances nécessiteront sûrement plusieurs séances, car les fausses idées sont souvent bien enracinées, mais avec le temps et de la pratique on finit par s'en débarrasser.

Une autre vertu du travail d'introspection est la possibilité de modifier des comportements qui nous déplaisent ou nous posent problème. J'y ai trouvé un moyen efficace d'améliorer ma capacité à faire face à la critique. J'avais une tendance assez forte à réagir de manière impulsive lorsque je recevais une critique. L'introspection m'a permis de mettre le doigt sur ce problème lors d'une réflexion sur mon relationnel. En réfléchissant à certaines difficultés que je rencontrais dans mes relations, je me suis aperçu que le fait d'accepter difficilement la critique, même si elle était justifiée, était loin de faciliter les choses. Pendant plusieurs séances, j'ai pris le temps de rechercher les raisons d'une telle opposition à la critique. En remontant le fil des causes possibles, j'en suis arrivé à la conclusion qu'elle était liée à mon manque de confiance en moi. Émotionnellement, ce manque de confiance se transformait en colère qui me poussait à réagir vivement quitte à être totalement désagréable et à transformer une broutille en véritable troisième guerre mondiale intérieure. Cette colère intérieure devenait fuite pour éviter le conflit et systématiquement, je me renfermais sur moi-même, bouillonnant mentalement, mais sans laisser s'exprimer les sentiments. Chaque critique, même les plus insignifiantes, pouvait alors provoquer une crise de « je fais la gueule » qui nuisait grandement à mes relations. Prendre en compte ce comportement m'a permis de trouver des moyens pour l'éliminer notamment en travaillant à améliorer ma confiance et mon assertivité ainsi que ma capacité à relativiser. Encore une fois, cela ne vient pas du jour au lendemain, mais le simple fait de déterminer quel comportement est inadapté et de commencer à travailler pour s'en défaire entraîne une amélioration immédiate du mal-être qu'il provoque.

L'introspection est une réflexion sur soi et cela est sans doute le plus important dans une démarche de recherche du bien-être. Être capable de déterminer ce qui nous permettrait réellement d'être bien, au-delà du simple « gagner plein d'argent » ou « être riche » est un travail absolument nécessaire. Qu'est-ce qui me procure du plaisir, quelles sont mes envies profondes ou à l'inverse, qu'est-ce qui me donne des boutons rien que d'y penser ? Une fois déterminé ce qui nous fait du bien ou du mal, il est plus facile de se fixer des objectifs, d'orienter son travail ou tout simplement d'en profiter pour donner plus de place aux éléments agréables. Pouvoir mettre sa vie en phase avec ses besoins et ses envies nous apporte forcément plus de bonheur, encore faut-il connaître ses véritables envies profondes. Selon les spécialistes, la recherche de la satisfaction d'un objectif parfaitement coordonné à nos désirs procure plus de bien-être que sa réalisation. Lorsque l'on a pu déterminer un objectif réellement lié à nos sources de bien-être intérieur, nous pouvons nous sentir totalement absorbés par le travail nécessaire à son atteinte. Nous pouvons nous retrouver dans un état d'hyper concentration où nous avons l'impression d'être parfaitement au bon endroit, dans la bonne direction et où les frustrations habituelles tendent à s'estomper. Mieux se connaître et savoir ce que l'on veut permet d'entrer dans cet état que les experts en psychologie appellent « le flow ». Selon le psychologue Mihály Csíkszentmihályi qui a élaboré ce concept, le flow est un état dans lequel nous sommes dans une sorte d'immersion totale. Nos émotions sont parfaitement coordonnées avec nos actions. Nous ressentons de la joie et un profond sentiment de bien-être pendant que nous effectuons le travail nécessaire. Le flow est très lié à la motivation et la réalisation de nos désirs profonds en est une source intarissable. On rejoint ici les théories du psychologue Abraham Harold Maslow dont les travaux ont été détournés par les spécialistes du marketing qui grâce à eux ont créé la pyramide des besoins, mais qui à la base sont avant tout des recherches portant sur les états de plénitudes, l'accomplissement de soi et la santé psychique. Martin Séligman, considéré comme étant à la base du courant de la psychologie positive, a milité pour que l'engagement motivé par des désirs profonds dans des activités qui nous impliquent constitue l'un des trois composants du bonheur.

L'introspection à un autre avantage. Elle peut se pratiquer de différentes manières. Si vous n'aimez pas vous assoir sans bouger et réfléchir à votre situation en gardant les yeux mi-clos, il existe d'autres façons de faire. L'une d'entre elles, que j'apprécie particulièrement est tout simplement le passage de test. Il faut bien sûr les choisir pour ne pas tomber dans une « testomania » parfaitement inutile. Certains d'entre eux sont très efficaces pour engager sa réflexion et donner des pistes de recherches. Tests de personnalité, force et faiblesses, passions, relation… les psychologues en ont créé toute une batterie. Ils ne sont qu'un début et derrière il faut aller plus loin que simplement lire le résultat. Ils sont là pour nous amener à réfléchir sur notre situation, sur ce que l'on peut améliorer pour se sentir mieux. Si vous n'aimez pas les tests, vous pouvez essayer la technique du questionnement intérieur. Se poser des questions à soi-même et approfondir la réponse par une autre question est un procédé qui fonctionne très bien.

L'introspection peut se pratiquer partout, elle peut durer longtemps ou pas, être divisée en plusieurs séances ou s'astreindre à se fixer sur une seule question tout au long de sa journée. On peut même lui adjoindre des techniques comme l'autohypnose ou la relaxation pour faciliter la concentration. Parfois, lorsque le sujet est complexe et que les réponses sont difficiles à trouver, il faut laisser libre cours à sa créativité. Dans ces cas-là, je me contente de me concentrer intensément sur le problème pendant environ une demi-heure puis à passer à totalement autre chose, ne plus y penser du tout. Souvent la solution finit par se manifester toute seule et me permet d'avancer.

Écrire est également un exercice introspectif très efficace. Choisir un sujet et écrire tout ce qui nous passe par la tête, sans se soucier de la forme ou du sens. Juste écrire nos pensées sans chercher à les analyser. Coucher des mots sur le papier ou sur un support électronique sans se poser de questions. Il n'y a pas de temps imparti, mais se forcer à écrire pendant au minimum vingt à trente minutes donne de bons résultats. L'idéal étant d'écrire au minimum quinze minutes et au maximum jusqu'à ce que nous ayons épuisé tout ce qui nous vient à l'esprit. Une fois que notre tête est complètement vide, alors il est temps de souffler quelques instants puis de se relire et de commencer à analyser et à réfléchir sur ce que l'on a écrit. Certaines phrases n'auront aucun intérêt, mais d'autres peuvent se révéler de véritables pépites pour notre réflexion et notre bien-être. En conservant nos notes et en y revenant de temps en temps, nous pouvons affiner, comparer et modifier certaines réflexions. En comparant les termes utilisés, on peut trouver de nouvelles pistes de recherches.

L'introspection m'a apporté une aide importante lorsque j'ai cherché comment réorienter ma vie vers plus de bien-être. Elle m'a permis de découvrir certaines ressources insoupçonnées, des désirs refoulés, des comportements et des goûts que je n'imaginais même pas. Ce livre en est un exemple. J'avais déjà écrit un ebook auparavant, mais je n'avais pas mesuré combien j'y avais pris du plaisir. Lors de mes recherches intérieures, cela m'est vite apparu comme une évidence. J'aime apprendre, écrire et partager mes connaissances.

L'histoire ne commence pourtant pas avec ce livre que vous êtes en train de lire. Elle a démarré par un blog que j'ai décidé de publier après maintes réflexions qui me dirigeaient vers l'écriture et la transmission. Le blog et la page Facebook du même nom ont vu le jour en quelques semaines. Rapidement plus de 1300 fans se sont abonnés sur le réseau social et les articles ont été lus par plusieurs centaines de personnes. Les choses se sont faites un peu trop vite et le site est aujourd'hui à l'arrêt, mais il m'a permis de continuer à avancer. Je voyais peu d'avenir pour ces publications jusqu'à ce qu'un lecteur me donne un petit coup de pouce. Abou m'a contacté par message privé. Il me raconte ses problèmes, de toutes évidences il est déprimé. Il me demande mon aide, il a besoin de parler, besoins de conseils. Je réponds fiévreusement à ses messages. C'est la première fois que je fais ça. J'essaie de lui transmettre ce que je sais, de le conseiller au mieux. Après quelques messages nos conversations cessent, les remerciements qu'il m'adresse me laissent penser que je n'ai pas été inefficace. Il semble avoir repris du poil de la bête. Pour moi ce fut un électrochoc, passé la peur du premier échange, cette expérience s'est révélée un véritable plaisir. Elle a fait germer dans mon esprit l'idée de me lancer un peu plus loin, avec ce livre et d'autres projets.

La méditation et l'introspection sont réellement deux exercices magiques par les résultats qu'ils permettent d'obtenir. Magique est bien sur une image puisque la science explique de mieux en mieux ce qui se passe en nous lorsque nous méditons ou que nous réfléchissons sur notre vie et notre bien-être. Tout ce que vous avez pu lire dans les lignes précédentes correspond à ma manière de pratiquer, ce ne sera pas forcément la bonne pour vous, mais cette façon de faire m'a permis d'atteindre une certaine sérénité en supprimant quelques conditionnements négatifs dus à mon vécu. Nous subissons tous des conditionnements qui proviennent aussi bien de nos expériences, de notre environnement ou simplement de nos relations sociales. Déterminer ceux qui parmi eux nous empêchent de profiter pleinement de la vie et faire sauter les verrous pour nous en libérer est un travail qui prend du temps tout comme celui qui nous amène à mieux profiter du présent et à mieux nous connaître.

Découvrez les trois pouvoirs

Au fur et à mesure de mes lectures et apprentissages sur le bien-être, j'ai fini par être convaincu que trois pratiques ou comportements sont en réalité de très grands pouvoirs. Ces trois éléments nous offrent véritablement la possibilité de nous créer du bonheur et travailler à les développer c'est s'assurer d'un bien-être durable. Ils sont évoqués dans de nombreux ouvrages et dans beaucoup de formations en développement personnel, mais il m'a fallu du temps pour en comprendre véritablement le potentiel et les applications pratiques. En les adaptant à mon profil, à mes difficultés j'y ai trouvé des moyens de me sentir de mieux en mieux. Pourtant c'était loin d'être gagné dès le départ, rien ne me prédisposait à les utiliser. Le travail a pourtant payé et leur utilisation me transporte maintenant en quelques minutes à peine d'un état morose à un sentiment de vivre pleinement.

La gratitude

Éprouver de la gratitude nous fait du bien. Être reconnaissant pour les bons moments ou les services que l'on nous rend facilite le développement d'émotions positives. Le professeur Robert Emmons a testé l'impact de la gratitude sur plusieurs centaines de personnes divisées en trois groupes. Le premier groupe devait tenir un journal de toutes ses activités, le deuxième ne notait que les évènements désagréables. Les membres du dernier groupe, quant à eux ne devaient écrire dans leurs journaux que les évènements qui leur ont permis d'être reconnaissants. Après plusieurs semaines de ce régime, Emmons a pu confirmer que les membres du troisième groupe étaient plus positifs et optimistes. Ils présentaient également moins de problèmes de santé et un niveau de stress plus faible que les membres des autres groupes. Les neurosciences ont d'ailleurs plus tard éclairé ses résultats en démontrant que le fait d'être reconnaissant active la région du cerveau qui produit la dopamine et la sérotonine, deux neurotransmetteurs très importants pour notre bien-être psychologique.

Les chercheurs ont pu également prouver que le fait de ressentir régulièrement de la gratitude permet de vivre plus longtemps. Cela améliore aussi la qualité du sommeil, augmente notre énergie et nos performances en général. En fait, toutes les études que j'ai pu consulter sur le sujet arrivent à la même conclusion qui est qu'éprouver de la gratitude est bon pour notre santé physique et mentale et donc pour notre bien-être. Par-dessus tout, la gratitude est un moyen formidable de se connecter aux autres. Qu'on le veuille ou non, l'être humain est un animal grégaire et les relations que nous avons avec nos semblables ont une influence majeure sur notre bien-être et la reconnaissance que nous éprouvons envers les autres est une source de relation positive et agréable. Avoir de la reconnaissance nous rend heureux. Inutile de faire de longues études pour le démontrer. Il suffit de se plonger dans nos souvenirs et de se rappeler la dernière fois que nous avons été vraiment reconnaissants envers quelqu'un. Pensez au dernier cadeau que quelqu'un vous a fait sans raison particulière, qu'il s'agisse d'un objet ou tout simplement d'un service que l'on vous a rendu gratuitement. Songez à la reconnaissance que vous avez ressentie à ce moment-là. N'étiez-vous pas heureux et joyeux ? N'était-ce pas un instant de pur bonheur ? Je suis sûr de connaître votre réponse. Lorsque l'on ressent de la reconnaissance, le bien-être est forcément présent lui aussi.

Un autre des intérêts majeurs de la gratitude est que ça se travaille. On peut très bien être reconnaissant plus souvent. Ce n'est pas ce qui vient le plus facilement à l'idée, nous avons tendance à estimer que tout nous est dû et à être de moins en moins reconnaissants. Une montagne de cadeau pour un anniversaire devient la normalité. Nous ne prêtons même plus cas aux bonnes choses qui nous arrivent. La tendance de l'être humain est le négativisme, c'est dans notre nature. Notre aptitude à voir le mauvais côté est bien plus développée que celle de voir ce qui est bon. Nous oublions facilement d'être reconnaissants et nous privons du bonheur que cela procure. La reconnaissance n'est pas un sentiment inné contrairement à notre faculté d'imaginer ou de voir le négatif au premier coup d'œil. Notre société du « toujours plus » n'arrange pas les choses. Il nous est de plus en plus difficile de nous contenter de ce que l'on a et de reconnaître que nous avons un certain nombre d'occasions d'être reconnaissants envers les autres et envers la vie.

Le travail sur la gratitude est à la mode. Pourtant, cela fait des siècles que l'on en connaît les bienfaits. Le bouddhisme notamment y est particulièrement attaché, mais quel que soit le pays, la croyance ou l'époque on peut trouver des récits qui prônent son importance. Cicéron a écrit : « La gratitude n'est pas seulement la plus grande des vertus, mais aussi la mère de toutes les autres ». Pour ce qui est de la pratique, un exercice dont l'efficacité n'est plus à prouver, date de presque deux mille ans et se résume en une simple phrase écrite par Marc Aurèle : « En te levant le matin, rappelle-toi combien précieux est le privilège de vivre, de respirer, d'être heureux ».

Dans mon cas, cela a été très difficile. Il faut dire que mes échecs successifs et tous les « mauvais coups du sort » qui me sont arrivés ne prédisposaient pas à éprouver de la gratitude. J'avais même plutôt la tentation d'être aigri. Lorsque vous avez l'impression que tout ce que vous faites est raté et que jamais rien ne se passe comme vous le souhaitez, la reconnaissance ne fait pas partie facilement de votre quotidien. Pourquoi devrais-je avoir de la gratitude alors que j'ai l'impression d'avoir une vie remplie de raté et de frustration ? D'ailleurs, lorsque j'ai passé le test de VIA Institute le classement de la gratitude n'était pas brillant. Ce test imaginé par les experts de la psychologie positive détermine comment sont classé pour nous les 24 forces de caractères que ces spécialistes ont pu identifies comme existant chez tout le monde quelle que soit l'origine, la race, la religion ou qui que ce soit d'autre. Ces forces sont des traits de notre personnalité qui peuvent se travailler et se pratiquer. Les résultats de mon premier test ont été sans équivoques. Sur les 24 forces, la gratitude s'est classée 23e. Dire que j'avais du mal à ressentir de la reconnaissance est un doux euphémisme. Nos expériences ne sont pas sans effet sur le classement. J'en arrivais presque à en vouloir à des gens qui m'ont énormément aidé et à qui je dois beaucoup. Quand tout semble allez mal, il est plus facile d'en vouloir au monde entier que d'être reconnaissant.

Le mot « merci » peut pourtant changer bien des choses. Pas le simple merci qu'on emploie pour être poli, mais le merci vrai rempli de reconnaissance et de gratitude. Pour en arriver à utiliser ce merci quotidiennement, nous devons apprendre à changer de perspective. Insister sur le positif pour amoindrir notre tendance au négatif. On ne fait pas ça en une journée, mais c'est réalisable même quand la situation paraît totalement obscurcie. Reconnaître les bonnes choses qui se passent dans notre vie, qu'elles nous soient offertes par d'autres ou qu'elles soient le fruit du hasard est un exercice qui rend heureux. Un bienfait ne venant jamais seul, la gratitude fonctionne comme la négativité, plus on la pratique plus elle devient naturelle. Changez son point de vue pour ressentir de la reconnaissance demande un peu de réflexion, mais très vite on prend l'habitude de voir que finalement tout ne va pas si mal.

Mon état dépressif et ce sentiment de mal-être sont essentiellement la conséquence des échecs que j'ai connus au niveau professionnel. En changeant de perspective, j'ai fini par comprendre cette vie professionnelle que je n'appréciais a eu de très bon côté. Je ne vais pas revenir sur les semi-faillites et le manque d'argent récurrents qui ont fini par avoir raison de ma santé psychologique parce qu'en y réfléchissant bien je n'ai pas à me plaindre. Cette affaire qui m'a causé tant de problèmes m'a aussi apporté de grands avantages. J'ai pu ainsi, grâce à ce travail, emmener tous les matins mes enfants à l'école et allez les chercher dès qu'ils en avaient besoin. L'une de mes filles a souffert de grosses migraines pendant quelque temps et parce que mon affaire me le permettait j'ai pu m'échapper pour la récupérer et la soigner parfois plusieurs fois par semaine. Avoir la chance de pouvoir se libérer chaque fois que nécessaire est loin d'être donné à tout le monde. Bien que l'argent a été un problème, nous n'avons jamais réellement manqué de quelque chose hormis de quelques envies que nous n'avons pas pu assouvir. J'ai aussi accumulé des expériences que je n'aurais jamais pu connaître sans ce travail.

Je peux même aller encore plus loin. À cause des travers financiers que j'ai connus, j'ai dû vendre ma maison pour rembourser les dettes de l'affaire. Nous avions passé plusieurs années à la rénover du sol au plafond. Nous avions travaillé dur et la perdre a été particulièrement difficile. À l'inverse, quand nous avons dû subir ce déménagement forcé, nous nous sommes relogés en location dans un petit village ou nos enfants ont pu profiter d'une école très agréable. Nous y avons aussi rencontré des amis avec qui nous avons tissé de vraies relations. Un mal pour un bien et aujourd'hui je suis reconnaissant que cette vie m'ait permis ces rencontres qui ont égayé et qui égaie encore nombre de nos soirées et week-end. Merci à eux de nous faire profiter de leur compagnie. C'est aussi après ce déménagement que je me suis décidé à me remettre au sport et au final nous avons retrouvé une maison bien plus agréable que la première.

Il ne s'agit pas de nier les côtés désagréables de notre vie, mais bien d'être reconnaissant pour les éléments positifs. Faire l'effort de trouver chaque jour une possibilité d'éprouver de la gratitude envers quelqu'un ou un évènement nous donne le pouvoir d'estomper les difficultés. Nous pouvons trouver du positif dans toutes les situations si nous prenons le temps de regarder plus loin que notre premier instinct négatif. La gratitude peut parfaitement s'intégrer dans des exercices de méditation ou d'introspection notamment comme sujet d'écriture.

La générosité

Je ne suis pas quelqu'un de croyant, mais le sujet m'intéresse parce qu'il est pour beaucoup de monde un bon moyen de recherche du bonheur. De ce que j'ai pu apprendre sur les différentes religions que j'ai pu étudier, elles prêchent toutes pour le développement de la générosité. Dans certaines d'entre elles, la façon dont on doit pratiquer la générosité est même codifiée et écrite. Charité pour le chrétien, Zakat pour le musulman, Tzedakah pour le juif ou encore Dana pour le bouddhiste ou l'hindouiste, la générosité et le don font partie des piliers des religions. Qu'ils soient imam, prêtre, pasteur, lama ou chaman, tous ceux qui ont choisi de passer leur vie à montrer la voie de leur dieu à leurs fidèles les enjoignent à être généreux.

Certains parmi ces guides savent qu'en incitant leurs ouailles à pratiquer la générosité, ils leur dévoilent une porte d'accès au bien-être. Si éprouver de la gratitude nous fait du bien, la générosité satisfait elle notre besoin de reconnaissance. La gratitude que ceux que nous aidons éprouvent à notre égard nous fait autant de bien qu'à eux. Ce besoin de reconnaissance est dans la nature humaine, nous apprécions de sentir que les autres nous remercient. Mais la générosité à d'autres vertus. Comme la gratitude, elle est bonne pour la santé. Une étude de l'université de Berkeley en Californie a suivi des centaines de personnes depuis les années 1920. Il s'est avéré que tous ceux qui avaient fait preuve de générosité au cours de leurs années de lycée avaient bénéficié d'une meilleure santé tout au long de leur vie et ceci quelque ai pu être leur situation professionnelle ou familiale.

Une expérience menée conjointement par des scientifiques allemands, suisses et américains a même permis d'aller plus loin. Ils ont observé deux groupes de personnes à qui l'on fournissait une somme d'argent identique chaque semaine. Le premier groupe devait conserver cette somme et l'économiser alors que le deuxième devait la dépenser sous forme de don et de cadeaux a autrui. À l'aide de questionnaire et d'IRM cérébraux, ils ont pu déterminer que la générosité et le bonheur étaient liés. Le groupe qui donnait se sentait beaucoup plus heureux et la zone du cerveau liée à la sensation de bien-être présentait chez eux une activité supérieure. Cette expérience a également permis de découvrir que ce bonheur apparaissait même avant de donner et que la sensation de bien-être perdurait bien après le don. D'après ces spécialistes, faire acte de générosité serait donc bien un moyen d'être plus heureux.

La générosité n'est pas non plus une aptitude innée. Je dois avouer que dans ce cas, j'ai plutôt de la chance. Je suis d'un naturel gentil et généreux. Dans mon test des 24 forces, la générosité arrive en deuxième, être généreux ne me pose donc pas de difficulté particulière. J'aime pouvoir rendre service, aider ceux qui en ont besoin sans rien attendre en retour. D'ailleurs si ce n'était pas le cas, ce ne serait pas de la générosité. Pour qu'il soit efficace, l'acte doit avant tout être désintéressé sinon il s'agit d'un simulacre qui ne nous apporte rien de bon. Donner sans arrière-pensée, juste pour faire plaisir et aider l'autre, c'est tout ce qui compte. Mes enfants semblent prendre le même chemin et j'en suis particulièrement ravi. À la moindre occasion qu'on leur présente, elles hésitent rarement. Que ce soit pour une collecte à l'école pour les restos du cœur, pour donner leurs jouets ou livres inutilisés à des associations ou tout simplement pour se sentir impliquées lorsqu'elles rencontrent quelqu'un qui souffre ou qui connaît des difficultés. Les enfants étant moins perfides que les adultes, donner sans espérer la moindre compensation est sûrement plus simple pour eux.

À l'inverse et contrairement à ce que l'on peut lire dans certains textes, cela n'exclut pas pour autant d'y prendre soi-même du plaisir. Si donner nous rend joyeux, profitons-en. Comme Sénèque le démontre dans « les bienfaits », le don véritablement généreux ne doit pas avoir pour but notre propre satisfaction, mais donner est en soi un bienfait pour nous-mêmes. On peut se montrer charitable en donnant par calcul, en rendant service par intérêt, mais dans ce cas-là peut-on réellement parler de générosité ? Peut-on véritablement ressentir la joie profonde que procure le don désintéressé ?

Être généreux n'est pas non plus une histoire de moyen. Ce qui nous paraît être une goutte d'eau peut être un véritable océan pour celui qui en a besoin. Un service, du temps ou un simple petit geste peut représenter autant qu'un gros don d'argent. D'ailleurs, entre celui qui avec son peu de moyens achète quelques paquets de pâte ou de riz lors des collectes alimentaires sans aucune arrière-pensée, ou celui qui signe un gros chèque parce qu'il pourra diminuer ses impôts lequel est le plus généreux ? Celui qui aura l'esprit le plus léger n'est pas forcément celui qui donne le plus. Malgré tout, je dois bien l'avouer, je me moque que ces « généreux donateurs » donnent pour des contreparties, le principal est que les associations qui en ont besoin reçoivent les fonds. Le pire est quand la condescendance prend le pas sur la générosité et que la charité ne se manifeste qu'avec cet air supérieur qui nous sert à montrer à l'autre tout le bien qu'on lui apporte. Regarde comme je t'aide, comme je suis grand et fort et comme tu m'es redevable. Dans cette voie, ce n'est pas du bonheur que l'on trouve, mais un simple moment de plaisir que l'on offre à son boulet d'égo.

La générosité n'a pas non plus besoin de grande cause. On pense souvent à aider ceux qui sont dans une urgence totale, parfois à des milliers de kilomètres, mais nous oublions aussi souvent le sans domicile fixe qui dort dans des cartons en bas de l'immeuble. On donne pour que des scientifiques cherchent de nouveaux traitements, mais on oublie d'essayer d'apporter un peu de réconfort à nos proches qui sont malades. On est généreux pour sauver le monde, mais beaucoup moins pour notre voisin de palier. Faut-il pour autant laisser tomber les grandes causes ? Certainement pas, mais le petit geste régulier pour ceux qui sont tout prêt de nous ne devrait pas être inexistant. L'acte de générosité n'a rien à voir avec le coût qu'il représente pour nous, on peut parfaitement aider sans que cela ne nous coûte rien pourvu que l'on n'en attende rien en retour.

On pense souvent que la générosité consiste à faire un don pour ceux qui souffrent. Cela en fait bien évidemment partie, mais on peut tout simplement être généreux en s'occupant de ses proches, en étant agréable et bon avec les autres. Un simple service rendu à un ami sans penser à un quelconque échange est en soi un acte généreux qui nous amène une sensation de bien-être tout comme d'offrir des fleurs à sa compagne parce que l'on sait qu'elle aime ça et que cela la rendra joyeuse.

Être généreux c'est tout simplement essayer de donner de la joie et du bien-être aux autres. Qu'ils éprouvent de grandes souffrances comme ceux qui ont faim ou qui survivent au milieu des guerres, mais aussi pour tous ceux qui sont juste à côté de nous et pour qui un tout petit geste de gentillesse peut devenir un vrai moment de bonheur. Ce n'est pas pour autant tomber dans la niaiserie la plus complète et oublier totalement les réalités de la vie. On peut parfaitement être bon et généreux sans se noyer dans la complaisance, l'apitoiement ou l'indulgence molle. Vouloir donner du bonheur aux autres ce n'est pas se laisser « manger par eux », il faut savoir quelquefois se protéger de personnes qui savent très bien profiter des autres. Être gentil ne veut pas dire pour autant être un béni-oui-oui qui ne dit jamais non, accepte tout, et à qui l'on peut tout faire faire. Ici, on est plus proche d'un profond manque de confiance en soi et d'assertivité dissimulé sous le masque de la générosité. La gentillesse n'a rien à voir avec la faiblesse, ce n'est pas forcément toujours faire passer les autres avant soi.

Essayer d'être chaque jour gentil et généreux est un exercice qui apporte beaucoup de bien-être et de joie. Les religieux et les scientifiques semblent s'être retrouvés sur ce point. Cette pratique vertueuse a traversé les siècles et aujourd'hui, à la lumière des neurosciences on peut expliquer le pourquoi de ce bonheur que nous pouvons y ressentir. Les scientifiques ont pu démontrer les nombreux bénéfices que nous apporte le fait d'être gentil et généreux. R.P. Friedland, P.A. Thoits et L.N. Hewit ont même prouvé l'influence de la pratique du bénévolat sur la confiance en soi, la dépression, mais aussi sur les risques d'être touché par la maladie d'Alzheimer ou le taux de mortalité. Les religions qui recherchent l'élévation de l'âme ont bien compris que la générosité était un bon moyen de monter dans l'ascenseur. Dans la plupart d'entre elles, la générosité est un acte hautement vertueux sans lequel il semble difficile d'atteindre le divin. Les philosophes ne s'y sont pas non plus trompés et parmi eux Jean Jacques Rousseau déclarait il y a bien longtemps :

« Quand je paye une dette, c'est un devoir que je remplis, quand je fais un don, c'est un plaisir que je me donne ».

Sourire et rire nous rendent heureux

Lorsque nous sommes heureux, nous avons tendance à sourire et à rire. L'inverse est également vrai. Bien sûr, on peut feindre, mais bien souvent rire améliore notre sensation de bien-être. Cela m'est arrivé souvent dans des moments où je ne me sentais pas bien. Une blague rigolote ou une pitrerie d'enfant me donnait envie de rire et en quelque seconde mon état s'améliorait. Le rire et le sourire sont liés à l'émotion de joie. En découvrant cette interaction, les scientifiques ont mis en lueur un grand pouvoir de l'être humain. Des modifications physiologiques peuvent influencer notre état psychologique. Il ne s'agit pourtant pas de faire semblant de sourire pour être heureux. Paul Ekman, lors de ses études sur les émotions et les micros expressions a ainsi pu déterminer plusieurs types de sourires, mais un seul produirait un effet sur notre bien-être. Le sourire instinctif permet de se sentir mieux alors que le sourire de politesse, l'ironique ou le complaisant n'ont aucune influence sur notre sentiment de bonheur. Paul Ekman par ses observations a pu isoler le facteur qui rend le sourire instinctif unique. La contraction des muscles orbiculaires qui se situent autour des yeux n'apparaîtrait que dans un sourire inné.

Sourire est inné chez l'être humain. Avec l'aide des technologies d'imagerie médicale, les chercheurs ont maintenant la possibilité de voir que le bébé sourit parfois même avant sa naissance lorsqu'il est encore dans le ventre de sa mère. C'est l'une des expressions qui apparaît le plus tôt dans le développement de l'humain. Une preuve supplémentaire de ce côté inné du sourire est que les bébés aveugles en sont capables alors que leur cécité rend impossible toute faculté d'imitation.

Le sourire a une grande importance dans le jeu de nos interactions sociales. Souvenez-vous, l'homme est un animal grégaire et notre bien-être provient en partie de ce que nous renvoient nos semblables. L'avantage du sourire est qu'il est réputé contagieux, et qu'il est assez difficile de répondre à un sourire honnête par une crispation ou un rejet. Instinctivement nous répondons aux sourires par des sourires.

Le rire a été beaucoup plus étudié que le sourire. L'importance du rire dans la vie quotidienne n'est plus à prouver. Lorsque nous étions enfants, nous pouvions rire en moyenne 400 fois par jour !

À l'âge adulte, il est très exceptionnel que ce soit plus de 10 fois par jour. Les recherches ne cessent de démontrer les effets bénéfiques du rire pour contrer les effets néfastes du stress. Si le stress accélère le rythme respiratoire, le rire permet plus d'échanges respiratoires, facilitant ainsi l'oxygénation du sang, nettoyant et libérant les poumons. Le rire stabilise les battements du cœur et diminue la pression artérielle. Lorsque l'on rit, cela provoque la détente musculaire, le visage, le cou, la poitrine, l'abdomen, les bras et les jambes se relâchent. Si le stress influence négativement notre sommeil, le rire lui procure un sommeil de bonne qualité en chassant les tensions. Rire renforce également notre système immunitaire, il augmente le nombre de globules blancs dans notre sang. Le rire permet également de diminuer la production de cortisol, l'hormone du stress, procurant un sentiment de bien-être immédiat.

L'intérêt du rire pour notre santé et notre bien-être est si évident qu'au début des années 1980, le docteur Patch Adams crée la première clinique utilisant ce phénomène dans la thérapie. Il se baladait déguisé en clown dans les couloirs. Sa biographie donnera même lieu à une adaptation cinéma dans laquelle Robin Williams jouera le rôle du docteur. Les résultats de ces pratiques furent tellement importants qu'aujourd'hui de nombreuses associations utilisent ce concept pour aider les malades à guérir dans le monde entier.

Au quotidien, utilisez le rire et le sourire n'est pas si difficile même pour ceux qui sont plutôt renfermés. En y portant un peu d'attention, on arrive à desserrer un peu les dents et à offrir des sourires plus généreux. Un simple sourire franc peut ainsi nous aider à nous sentir bien et à améliorer nos relations. Les personnes que nous rencontrons le ressentent instinctivement et l'échange de sourire égaie des instants pourtant parfaitement banals. De la même manière, s'autoriser à rire fait du bien même quand nous ne sommes pas au mieux de notre forme. Il m'est ainsi arrivé au cours de soirées avec des amis de forcer un peu la main au plaisir. Alors que je n'étais pas convaincu de passer une bonne soirée parce que mon esprit était accaparé par les soucis, j'ai choisi délibérément d'enlever mon masque sans expression et d'insister sur les sourires à mes amis et de laisser le rire apparaître à la première occasion. Le résultat s'est avéré pour moi plus que satisfaisant. J'ai passé une excellente soirée et mon esprit tourmenté et angoissé a cédé sa place au plaisir et à la joie.

Le sourire et le rire sont indissociables de la bonne humeur qui elle aussi est une attitude aux mille vertus. Quand nous sommes de bonne humeur, tout va pour le mieux, tout semble nous réussir, les problèmes et les inquiétudes s'estompent pour laisser la place à une énergie positive qui semble tout rendre possible. Pouvoir se maintenir de bonne humeur nous permet d'être plus positifs et tout nous semble plus facile. Cela nous rend plus efficaces et les réussites qui en découlent augmentent notre bonne humeur. Un cercle vertueux se met alors en place et nous permet de nous sentir au top dans tous les domaines.

S'il est intéressant de savoir que le rire, le sourire et la bonne humeur ont un impact important sur notre santé aussi bien physique que mentale, il est encore plus intéressant de comprendre que ces trois attitudes se cultivent et qu'elles ne sont pas les plus compliquées à développer. Prendre l'habitude de sourire et de rire plus régulièrement n'a rien de très difficile. Le plus dur est de prendre conscience que nous ne le faisons pas, ou bien très peu. Pourtant si nous y prêtons attention, nous trouverons sans aucun doute dans notre journée plus d'occasions de rire que de « faire la gueule ». Le tout est de faire l'effort et de ne pas avoir peur de profiter d'une bonne séance de rigolade ou de sourire même face au visage fermé de qui nous fait face.

Pour développer notre capacité à être de bonne humeur, l'activité physique, la méditation, le développement de l'optimisme et de la gratitude ainsi que de la confiance en soi sont de très bonnes bases. Le travail sur le sourire est également important. Garder le sourire autant que possible aide à rester détendu tout au long de la journée. L'une des pratiques que j'apprécie particulièrement est de marier l'activité physique et le sourire. Lors d'un effort musculaire ou d'un étirement, se forcer à sourire apporte un plus à l'exercice. Au niveau musculaire par l'effet relaxant du sourire, mais cela permet aussi de s'entraîner à sourire même dans une situation difficile ainsi que de créer un ancrage sur cette sensation qui devient alors de plus en plus naturelle.

Cultiver notre bonne humeur passe aussi par l'acceptation de prendre du temps pour soi et pour se faire plaisir. Écouter de la musique, rencontrer des amis, se promener, lire ou faire tout ce qui nous rend la vie agréable fait l'affaire. Souvent, le gros du problème vient tout simplement du fait que nous ne nous autorisons pas ces moments qui nous font du bien. Nous pensons avoir mille choses à faire qui sont bien plus importantes. Nous nous réfugions derrière le manque de temps et les soucis, mais en réalité nous pouvons trouver ce temps nécessaire à notre bonne humeur. Comme celle-ci s'inscrit dans un cercle vertueux, un petit amorçage suffit la plupart du temps. Une petite routine matinale peut être très efficace pour lui consacrer du temps et entamer sa journée dans un état d'esprit positif.

Entendons-nous bien, il est assez rare que des gens qui sont d'un naturel renfermé, voire un peu austère, se transforment en boute-en-train. Pour les grands timides ou les introvertis, le chemin sera plus tortueux que pour ceux qui s'ouvrent facilement aux autres. Quoi qu'il en soit, il est toujours possible d'évoluer et il ne s'agit pas d'une course ou d'une compétition. L'essentiel est de pouvoir progresser chacun selon son propre rythme.

Pour conclure

Se sentir mal ne veut pas forcément dire que nous sommes malades. Parfois c'est le cas, mais dans d'autres il s'agit simplement d'une mauvaise passe. Pourtant, même si se sentir mal de temps en temps est tout à fait normal, si nous ne prenons pas garde à ces moments difficiles, ils peuvent vite se transformer en véritable maladie. Nous sommes programmés instinctivement pour voir en priorité tout ce qui existe de négatif dans nos vies. Cette programmation innée peut parfois nous sauver de situations dangereuses, mais elle est aussi la source de bien des maux qui nous tourmentent.

Pour faire face à nos troubles ou tout simplement pour aller encore mieux, nous devons modifier nos comportements et nos façons de penser nos vies. Nous devons apprendre à gérer nos émotions pour mieux les utiliser, libérer nos aptitudes au bien-être en cherchant à mettre en avant nos pensées positives. Il ne s'agit pas de toujours voir la vie en rose ou de se saouler de phrases soi-disant motivantes, mais juste d'être capable de faire la part des choses, se dire que tout ne va pas si mal. Nous montrer plus optimistes, cultiver notre bonne humeur, faire face à nos peurs, ressentir la joie et ne pas nous enliser dans nos peines est un vaste programme.

À travers des exercices et des pratiques qui remettent en harmonie notre corps et notre esprit, nous pouvons tous aller vers du mieux. Cela ne veut pas dire que nous ne rencontrerons plus de difficultés ou que nous irons toujours bien, mais nous aurons ainsi plus d'occasions de nous sentir plus heureux. De petits changements quotidiens nous guideront peu à peu vers ce bien-être que nous recherchons tous.

Depuis que la psychologie positive a vu le jour, des méthodes efficaces parfois très anciennes deviennent de plus en plus accessibles. Elle a surtout mis en lumière le fait que la psychologie n'était pas seulement faite pour les malades, mais aussi pour ceux qui veulent simplement profiter pleinement de leur vie. Les neurosciences ont bien aidé. Elles ont permis d'apporter des preuves sur des concepts qui n'étaient jusque-là que des hypothèses ou des tests empiriques.

L'activité physique, les arts martiaux, le yoga sont pour moi des compléments parfaits pour tout ce travail que nous pouvons faire sur nous-même. Grâce à la maîtrise et au maintien en bonne santé de nos corps, nous pouvons profiter toujours un peu plus. L'alimentation et certaines pratiques holistiques peuvent également apporter leur contribution. Je ne conçois pas le bien-être comme étant seulement un état physiologique ou psychologique de manière dissocié. Nous devons nous occuper de nous dans notre totalité, nous ne sommes pas corps ou esprit, mais les deux à la fois et nous ne goûterons à la plénitude qu'en essayant de nous améliorer, de progresser chaque jour un peu plus physiquement et mentalement.

Table des matières

Une histoire pas vraiment extraordinaire 7
   Des échecs successifs à la dépression 14
   La vie est curieuse 19

Un problème d'émotions 31
   Définir les émotions 31
   Différence entre émotions et sentiments 34
   États d'âme et ruminations 40
   Comment éliminer ses ruminations ? 43
   Gérer les émotions et les états d'âme 47

L'estime de soi, une mine d'or intérieure 57
   L'estime de soi est un mélange de sentiments 58
   Tourments et bienfaits de l'estime de soi 65
   Un plan pour développer l'estime de soi 72

Se réapproprier son corps 81
   Exercer son corps pour plus de bien-être 87
   Quels exercices pratiquer ? 95

L'alimentation et le bonheur 100
5 capacités utiles au bien-être 109
   Présence 111
   L'affirmation de soi 116
   Être indulgent 121
   Résilience 125
   Savoir changer de perspective 130
Deux exercices magiques 135
   Méditation 135
   L'introspection 144
Découvrez les trois pouvoirs 151
   La gratitude 151
   La générosité 157
   Sourire et rire nous rendent heureux 162
Pour conclure 167